Je me soigne avec l'homéopathie

Dr Véronique Baumann
médecin homéopathe

Avec la participation de
Michèle Freud
Psychothérapeute et sophrologue
Éric Guth
Spécialiste de la micronutrition

FIRST Editions

Avertissement

Les informations fournies dans cet ouvrage ne remplacent en aucun cas les conseils ou le traitement d'un expert. Elles vous aideront simplement à faire des choix éclairés. Parce que chaque individu est unique, il appartient au médecin d'effectuer un diagnostic et de superviser les traitements pour chaque problème de santé. Si un individu suivi par un médecin reçoit des conseils contraires aux informations fournies dans cet ouvrage de référence, les conseils du médecin devront être respectés, car ils se basent sur les caractéristiques uniques de cet individu.

ISBN : 978-2-7540-1685-8
Dépôt légal : 1er trimestre 2010

Imprimé en France par CPI Hérissey à Évreux

Correction : Jacqueline Rouzet
Couverture : Olo éditions
Conception graphique : Olo éditions
Maquette : Patrick Leleux

Éditions First
60 rue Mazarine
75006 Paris
Tél. : 01 45 49 60 00
Fax : 01 45 49 60 01
www.editionsfirst.fr

L'auteur

Dr Véronique Baumann

Médecin homéopathe, le Dr Véronique Baumann a créé le site homeophyto.com.
Son ambition avec *Je me soigne avec l'homéopathie* ? Faire connaître et comprendre l'homéopathie, les usages et les indications des principaux médicaments homéopathiques.

Avec la participation de

EXPERTS

Michèle Freud

Michèle Freud est psychothérapeute et sophrologue, spécialiste de la gestion du stress et de la perte de poids. Elle est l'auteur de nombreux livres publiés chez Albin Michel.

EXPERTS

Éric Guth

Eric Guth est médecin homéopathe, spécialisé en micronutrition, une discipline médicale qui s'intéresse aux impacts de l'alimentation sur notre santé. Le but de la micronutrition ? Corriger le contenu de l'assiette en s'aidant, si besoin est, de compléments alimentaires personnalisés pour chaque patient (voir aussi p. 155).

Sommaire

INTRODUCTION 09

HOMÉOPATHIE, MODE D'EMPLOI 13

L'ARMOIRE À PHARMACIE 19

PATHOLOGIES DE A à Z 23

Allergies 24

Circulation 28

Dermatologie 34

La douleur 49

La fatigue 53

Gastro, transit et digestion 61

Gynécologie 74

Ophtalmo 90

Orl, bronches et poumons 93

Pédiatrie 108

Premiers soins 127

Psy 137

Le sommeil 151

Régimes et nutrition 154

Le sport 169

Urologie 177

INDEX DES REMÈDES HOMÉOPATHIQUES 179

INDEX DES AFFECTIONS 187

Introduction

L'homéopathie, c'est quoi ?

L'homéopathie est-elle une « vraie » médecine ?

La médecine se nourrit de l'expérience. Elle est à ce titre une médecine empirique, mais elle existe depuis toujours. Le traitement par le semblable était déjà évoqué par Hippocrate. D'autres civilisations utilisent ce principe. De nos jours, l'homéopathie est très utilisée dans le monde, notamment dans les pays en voie de développement.

Quelle est la différence entre un allopathe et un homéopathe ?

Dans une consultation chez le généraliste, le médecin s'intéresse la plupart du temps au symptôme ; il n'a guère le temps de pousser la réflexion. L'homéopathe intègre ce symptôme dans un tableau clinique plus général. Il ne traite pas un asthme mais une personne atteinte d'un asthme en tenant compte de ses particularités.

Comment se déroule une consultation dans votre cabinet ?

Lors de la consultation, j'observe mon patient sous toutes les coutures : ongles, langue, œil... Le recueil des signes cliniques est beaucoup plus développé que lors d'une consultation chez un médecin allopathe.

Je pose aussi de nombreuses questions qui peuvent même parfois être déroutantes. Elles portent sur la façon de manger, de dormir, d'aller aux toilettes, et même de s'habiller. Tout l'aspect psychologique m'intéresse aussi : les angoisses, les attentes, les rêves de mon patient. C'est un interrogatoire complet qui permet de mieux cerner la personne assise en face de moi et donc de mieux la soigner.

Il y a plus dans le symptôme, et derrière le symptôme que ce que l'on imagine !

C'est ce tableau clinique qui va permettre de trouver le médicament qui sera le mieux adapté.

Que cherchez-vous à savoir ?

Quand vous me décrivez un symptôme, j'écoute, j'observe, je recueille les données, et je cherche dans ma banque de données quelque chose de semblable. Par exemple, si vous évoquez une douleur chaude, brûlante, avec œdème rosé et calmé par le froid, je vous prescrirai APIS, l'abeille.

De l'abeille ? Ce n'est pas un médicament !

Pour nous, si, bien sûr, et l'un des plus utilisés !

Tous les médicaments utilisés en homéopathie sont potentiellement toxiques, mais ils sont dilués de manière à ne plus présenter aucun danger. Il faut donc repérer la substance dont les effets se rapprochent le plus des sensations éprouvées par le patient. La bible de l'homéopathe est la Matière médicale. C'est en quelque sorte un recueil de toxicologie qui répertorie les substances et leurs effets sur l'organisme.

Elles ont des origines diverses. Il peut s'agir de métaux, de venins d'animaux ou de plantes. On utilise également la biothérapie, des souches de maladies comme TUBERCULINUM qui est extrait de lésions de tuberculose. Et l'on parle de médecine douce !

Comment fonctionnent ces médicaments ?

Le corps est en constante recherche d'équilibre. En cas de problème, d'agression, l'organisme va tenter de compenser ; certaines de ces réactions de compensation vont être « visibles », elles seront peut-être exagérées sur tel ou tel organe. C'est le symptôme, la partie émergée de l'iceberg. L'allopathe s'attache à soigner ce symptôme. L'homéopathe va chercher le médicament dont le tableau toxicologique ressemble le plus à la réaction présentée, et le prescrire. De façon assez caricaturale, on pourrait dire que l'on empoisonne légèrement l'organisme pour l'obliger à se défendre de manière plus complète, plus équilibrée.

Faut-il attendre d'être malade pour aller voir un homéopathe ?

Non, bien sûr ! On peut être en bonne santé et avoir des « bobos », des petits signes d'appel ; ils vont définir le terrain. Il faut de temps en temps « réaccorder le piano », traiter les points faibles pour éviter les maux chroniques.

Pourquoi vous être dirigée vers l'homéopathie ?

Par curiosité d'abord et parce que j'ai été séduite par le raisonnement. L'homéopathe en France est un médecin avant tout. C'est un allopathe et un homéopathe. Il porte un double diagnostic.

Parfois le langage est troublant…

Chaque métier a son jargon ; nous n'échappons pas à la règle ! Il est fréquent, par exemple, que l'on évoque une personne par le nom du médicament dont il pourrait bénéficier. C'est en fait une convention qui désigne un terrain. On a également coutume d'appeler les médicaments homéopathiques des « remèdes », il ne faudra pas vous étonner.

Comment lire ce livre

Au fil des pages, vous trouverez des exemples de consultations (introduites par le picto 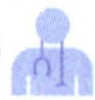). Vous allez sans aucun doute vous reconnaître dans les questions des patients : ce sont les questions les plus fréquemment posées au Dr Véronique Baumann.
Deux experts , Michèle Freud et Eric Guth, interviennent tout au long du livre pour apporter avec leur regard des solutions complémentaires à vos problèmes de santé.

Les pictos utilisés dans ce livre

À RETENIR

ATTENTION

EXPERTS

CONSULTATION

SPÉCIAL ENFANT

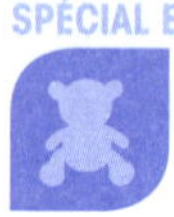

CONSEIL

1

Homéopathie, mode d'emploi

Consultation

« Bonjour, docteur !

Je me suis enfin décidée ; pour ma famille, pour moi, pour les bobos du quotidien. Je pense qu'il y a des façons plus écologiques de gérer la santé.

Je vais bien, mais j'ai besoin de quelques conseils. »

Bonjour !

Oui, vous avez l'air tout à fait équilibrée !

Faire appel à l'homéopathie vous demandera un peu plus d'efforts, d'implication personnelle, de responsabilité en résumé, mais vous serez très vite récompensée.

Je vais vous donner quelques conseils de base, trucs et astuces, petites recettes, mais il y a des pathologies pour lesquelles vous devrez venir me voir.

Comment choisir un médicament homéopathique ?

Prenons l'exemple du rhume aigu.

La réussite réside en une observation pointue et rigoureuse des symptômes et des signes accompagnant le mal, cela paraît fastidieux au départ, mais on s'y habitue très vite. Plus ce sera précis, mieux le traitement sélectionné fonctionnera.

On peut, bien sûr, sélectionner plusieurs médicaments que l'on prendra ensemble.

Dans d'autres cas, on précisera également :

- L'horaire des crises ;
- Les circonstances d'aggravation ou d'amélioration des symptômes : la chaleur, l'humidité, en plein air, à la pleine lune...

En premier lieu, préciser, pour le rhume, la couleur des écoulements nous donnera déjà des indices.

Blanc d'œuf : NUX VOMICA

Jaune : PULSATILLA

Vert : KALIUM BICHROMICUM

Il est apparu par temps

Froid et sec : ACONIT

Par temps humide : DULCAMARA

Les sensations et les signes concomitants :

L'écoulement irrite le nez : ALLIUM CEPA

Il irrite les yeux : EUPHRASIA

Les gencives sont sensibles : MERCURIUS SOLUBILIS

Il existe un chatouillement du palais, du nez et des éternuements : SABADILLA

Comment choisir la dilution ?

Les basses dilutions (4 à 5 CH) traitent l'organe.

Les moyennes dilutions (7 à 9 CH) traitent un système, par exemple, le système digestif.

Les hautes dilutions agissent également sur le versant psychique. On les utilise également dans les affections aiguës, pour un résultat rapide.

À RETENIR

Plus le médicament reflète la globalité du patient, plus haute sera la dilution prescrite par l'homéopathe.

Pour les maladies aiguës, on utilise généralement les basses dilutions. Mais comme pour toute règle, il y a des exceptions, nous les verrons au fur et à mesure.
Pour les maladies chroniques, si la personne est affaiblie, on travaille de la même manière avec les basses dilutions. Sauf exceptions, l'usage des hautes dilutions est du domaine du médecin, dans le cadre de la mise en œuvre de traitements de fond.

CONSEIL

Lorsqu'il faut prendre plusieurs types de granules, je fais acheter à mes patients un flacon compte-gouttes (chez le pharmacien) ; faire fondre la veille 10 granules de chacune des souches sélectionnées dans un mélange moitié eau de source, moitié alcool (cognac, ou autre). Bien secouer tout de suite, puis avant chaque prise (5 gouttes en général).

À quelle fréquence prendre les médicaments ?

Dans les affections aiguës, on prend le médicament très souvent. Pour traiter un début de rhume avec sécrétions irritantes, on prendra ALLIUM CEPA 5 CH toutes les demi-heures. Dès que les symptômes s'améliorent, espacer les prises, trois ou quatre par jour, puis arrêter progressivement.
Dans les affections chroniques, les médicaments en basse dilution se prennent une à deux fois par jour, les médicaments de fond, en haute dilution, se prennent une fois par semaine, voire une fois par mois.

Comment prendre les médicaments ?

Quelle que soit leur forme, granules, globules, comprimés, poudre, il faut les laisser fondre sous la langue ; c'est la voie d'administration la plus simple, et la plus efficace. Pour que l'absorption soit optimale, il faut que la bouche soit vierge de toute trace d'aliment ou de boisson. L'idéal est de les prendre dix minutes avant un repas ou une heure après.

Pour les granules, on les prend par trois à cinq, les doses se vident en entier sous la langue.
Les quantités ou dosages sont strictement identiques pour l'enfant, l'adulte, et même les animaux, quel que soit le poids.

Combien de temps dure le traitement ?

Cela dépend, de l'affection en cause, de son ancienneté, et de nombre d'autres facteurs.

Et si le traitement ne marche pas ?

L'homéopathie agit très rapidement dans les maladies aiguës. Si ce n'est pas le cas, consultez sans attendre ; le médicament a peut-être été mal choisi, à moins que le diagnostic soit autre.

N'interrompez pas un traitement allopathique pour le remplacer par un traitement homéopathique ; ces deux médecines sont tout à fait compatibles et complémentaires, même dans les maladies graves. Antibiotiques et granules, par exemple, font très bon ménage, on utilise même l'homéopathie en traitement complémentaire en cancérologie, les traitements sont mieux supportés, et le pronostic est ainsi amélioré.

Où se procurer les médicaments homéopathiques, et à quel prix ?

On les trouve en pharmacie, ils sont en vente libre en France pour un peu plus de deux euros le tube. Ils sont

SPÉCIAL ENFANT

Chez le tout-petit, on pourra donner les médicaments homéopathiques sous forme de poudre ou trituration (une mesure par prise), ou de gouttes à condition que celles-ci ne soient pas alcoolisées bien sûr.

ATTENTION

Une règle d'or cependant, ne poursuivez pas un traitement qui ne « donne » rien, appelez-moi ou passez me voir, il faut peut-être ajuster. Si ledit traitement fonctionne bien, dès que vous êtes satisfaite, espacez les prises, passez par exemple de trois fois par jour à deux fois durant trois jours, puis une fois… et ainsi de suite. L'idéal est de trouver la dose minimale efficace.

remboursés par la Sécurité sociale s'ils sont prescrits par un médecin. Ils sont deux à trois fois plus chers ailleurs en Europe.

2

L'armoire à pharmacie idéale

Vous aurez besoin de quelques médicaments de base.

Les médicaments indispensables en tube granules ; sauf si je vous indique une autre dilution, prenez-les en 5 CH.

- ACONIT 15 CH : fièvre sans transpiration, névralgies, crises d'angoisse, insolation, maladies se déclenchant brutalement...
- ALLIUM CEPA : rhume clair, rhinopharyngite, colique...
- ANTIMONIUM CRUDUM : suites d'excès alimentaires, diarrhées, indigestion...
- APIS MELIFICA : piqûres d'insecte, allergie, brûlures du premier degré, œdèmes, fièvre...
- ARGENTUM NITRICUM : trac, troubles digestifs, laryngites...
- ARNICA MONTANA : traumatismes, courbatures, hémorragies, intervention chirurgicale... également une dose en 15 CH en cas de gros traumatisme.
- ARSENICUM ALBUM 9 CH : intoxications alimentaires, asthme...
- BELLADONNA : fièvre, inflammations, insolations...
- BRYONIA ALBA : toux, fièvre, constipation, rhumatismes...
- CHAMOMILLA 9 CH : douleurs, poussées dentaires, coliques...
- CHINA RUBRA : diarrhée, saignements, grippe, intervention chirurgicale...
- COCCULUS : mal des transports, vertiges, grossesse...
- COFFEA 9 CH : difficultés d'endormissement.
- CUPRUM METALLICUM : crampes, spasmes...

- FERRUM PHOSPHORICUM : fièvre, inflammation des voies respiratoires supérieures...
- GELSEMIUM : trac, grippe, migraine...
- HYPERICUM PERFORATUM : traumatismes, douleurs sur un trajet nerveux...
- IGNATIA AMARA 15 CH : hyperémotivité, manifestations psychosomatiques, sensation de boule dans la gorge...
- IPECA : bronchite, indigestion...
- KALIUM BICHROMICUM : rhinopharyngites, gastrites...
- LEDUM PALUSTRE : piqûres de moustiques.
- MAGNESIA PHOSPHORICA 9 CH : coliques, douleurs, spasmophilie...
- MERCURIUS SOLUBILIS : angines, rhinopharyngites, gingivites...
- NUX VOMICA : troubles digestifs, rhume, hémorroïdes, troubles du sommeil...
- PODOPHYLLUM : diarrhée...
- PULSATILLA : troubles digestifs, rhinopharyngite, rhume...
- PYROGENIUM : maladies infectieuses, tout ce qui est surinfecté...
- RHUS TOXICODENDRON : rhumatismes, éruptions cutanées, grippe...
- URTICA URENS : crise d'urticaire.

Je vous indique également quelques mélanges tout faits qui sont souvent bien pratiques quand on n'arrive pas à individualiser le médicament utile.

- ACONIT COMPOSÉ : fièvres.
- ALLIUM CEPA COMPOSÉ : rhumes.
- ALOE COMPOSÉ : gastro-entérites.
- ARUM TRIPHYLLUM COMPOSÉ : rhinopharyngites, je l'utilise également pour les grippes lorsque la toux est marquée.
- DROSERA COMPOSÉ : toux sèches.
- HAMAMELIS COMPOSÉ : jambes lourdes.
- IPECA COMPOSÉ : bronchites.
- L 52 : états grippaux, courbatures fébriles, toux non productives, convalescence.
- L 72 : nervosité, anxiété, troubles du sommeil.
- PASSIFLORA COMPOSÉ : nervosité, troubles du sommeil.
- REXORUBIA : douleurs de croissance, fatigue, déminéralisation, consolidation de fracture, très utile également chez le sportif pour la récupération ou pour la maman qui allaite.
- TABACUM COMPOSÉ : mal des transports.

3

Un problème… une solution ! les pathologies courantes

Allergies

- *Rhumes des foins et conjonctivites allergiques*
- *Allergie au soleil*
- *Allergie à la poussière, gros plan :* BLATTA
- *Urticaire*

Dans tous les cas d'allergies, comme elles sont généralement chroniques et récidivantes, il vous faudra un traitement de terrain, et donc passer voir votre médecin homéopathe. Mais pour soulager les symptômes en aigu, voici quelques « recettes ».

Le rhume des foins et les conjonctivites allergiques

Si vous n'avez pas eu le temps de consulter un homéopathe pour un traitement de terrain, démarrez le mois précédant le début de la période sensible avec POLLENS 30 CH, une dose par semaine.
Dès le début de vos troubles, dans tous les cas, POUMON HISTAMINE 15 CH, 5 granules le matin.

CONSEIL

Puis vous pourrez faire un cocktail des granules qui vous semblent convenir et adapter au jour le jour selon l'évolution des symptômes. Pensez à l'idée du flacon compte-gouttes (*voir* « Homéopathie mode d'emploi »), 10 granules de chaque à préparer la veille !

Une prise toutes les heures si les symptômes sont très invalidants, espacez dès que cela va mieux.

- APIS MELIFICA 5 CH : on peut le prendre dans tous les cas d'œdème, par exemple quand l'œil est rouge avec sensation de gonflement, calmé avec un gant de toilette frais, par exemple.
- ALLIUM CEPA 5 CH : éternuements en salve, rhume avec écoulement irritant, excoriant les narines et responsable du fameux nez rouge.
- SABADILLA 5 CH : les éternuements sont plus violents, le nez et le palais démangent. L'écoulement est abondant mais non irritant.
- EUPHRASIA 5 CH : on retrouve les éternuements en salve. L'écoulement est abondant, non irritant. Le larmoiement est abondant et irritant, aggravé au vent. C'est le premier remède de conjonctivite allergique. On peut également se procurer ce remède sous forme de collyre, très efficace.
- NUX VOMICA 5 CH : sans doute l'un de nos remèdes les plus utilisés. Éternuements et écoulement non irritant aggravés le matin, avec une obstruction nasale la nuit.
- KALIUM IODATUM 5 CH : écoulement aqueux, abondant, brûlant et irritant les narines avec perte de l'odorat. Larmoiement également brûlant, éternuements violents.
- ARSENICUM ALBUM 5 CH : lorsqu'une toux irritative complète le tableau.

ATTENTION

Attention, l'asthme n'est pas loin !

À RETENIR

Gros plan : BLATTA ou « le cafard au secours de l'homme » !

Petit médicament miracle en homéopathie : BLATTA ou « le cafard au secours de l'homme » ! Il est omnivore et se nourrit essentiellement de poussière de maison ; il héberge en outre nombre d'organismes microscopiques. On retrouve des choses étonnantes dans son tube digestif : parasites, polluants, insecticides, hydrocarbures, ciment, poils d'animaux domestiques. Un traitement homéopathique avec Blatta est une véritable désensibilisation à notre environnement proche. Je le prescris généralement en 7 CH, 3 granules par jour.

Le calendrier pollinique

Ce tableau s'applique aux régions tempérées de l'Hémisphère Nord. Il vous permettra de déterminer approximativement à quels pollens vous êtes allergique en fonction de la date de vos symptômes.

	jan	fev	ma	avr	mai	juin	juill	août	sept	oct	nov	déc
graminées												
chiendent							■	■	■			
ray-grass, pelouse					■	■	■	■	■	■		
houlque velue						■	■	■				
roseau							■	■	■	■		
pâturin des prés					■	■	■					
seigle					■	■	■	■				
flouve odorante				■	■	■	■					
arbres												
bouleau			■	■	■							
érable				■	■	■						
aulne	■	■	■									
noisetier	■	■	■									
hêtre				■	■	■						
orme		■	■	■								
saule			■	■	■							
herbacées												
ambroisie									■	■		
pissenlit				■	■							
marguerite					■	■	■	■				
plantain					■	■	■	■	■			
armoise								■	■			
solidago						■	■	■	■	■		

Allergie au soleil

En préventif, si cela vous arrive chaque année :

NATRUM MURIATICUM, une dose en 15 CH par semaine à démarrer un mois avant l'exposition. Une semaine avant et durant l'exposition, MURIATICUM ACIDUM 7 CH, 3 granules matin et soir.

Pendant les vacances, ajoutez APIS MELIFICA 7 CH matin et soir.
Cela ne vous dispense pas, bien sûr, de la protection solaire !

Allergie à la poussière

Si vous êtes enrhumée continuellement durant les mois humides, il se peut que votre problème soit là ! On retrouve également cette forme d'allergie dans nombre d'asthmes à l'automne et au printemps.

L'urticaire

Dans plus de la moitié des cas, on n'en trouve pas la cause. En cas de crise et dans tous les cas, prenez APIS MELIFICA 9 CH et POUMON HISTAMINE 15 CH, ensemble, 3 granules de chaque toutes les heures.

Si les démangeaisons sont violentes, et sont aggravées par l'eau et la chaleur, ajoutez URTICA URENS 9 CH. C'est, en passant, une très belle illustration du principe de l'homéopathie puisqu'il s'agit de l'ortie !

Nous avons quelques petites pistes supplémentaires avec l'homéopathie : si vous faites une urticaire après avoir trop mangé, ajoutez de l'ANTIMONIUM CRUDUM 15 CH.

Après avoir mangé trop gras, une dose de PULSATILLA 15 CH ; il peut également aider pour les réactions aux premières fraises.

ATTENTION

En cas d'urticaire récidivante, il vous faudra bien sûr passer voir votre médecin homéopathe.

Circulation

- *Jambes lourdes, varices*
- *Impatiences*
- *Crampes*
- *Pieds et mains froids, Syndrome de Raynaud*
- *Hémorroïdes*
- *Palpitations*

Dans le domaine circulatoire, l'homéopathie et la phytothérapie sont des alliées précieuses. En cardiologie, c'est un peu plus délicat. Faites confiance au pro, et ne jouez pas trop avec les granules ; l'homéopathe, dans ce cas, collabore avec le cardiologue pour optimiser les traitements allopathiques, avec par exemple ARNICA ou KALIUM CARBONICUM pour renforcer le muscle cardiaque, PLUMBUM ou AURUM METALLICUM pour traiter l'hypertension.

LES TRUCS DU MICRONUTRITIONNISTE

Prévention des maladies cardio-vasculaires, mais quelle huile choisir ?

Il existe maintes sortes d'huiles végétales plus ou moins bonnes pour notre santé. Plutôt que de les utiliser ou d'en changer régulièrement au hasard, choisissons-les en toute conscience. La richesse d'une huile en oméga 3 est probablement le point essentiel pour le choix, car leur intérêt dans la protection des maladies cardio-vasculaires (infarctus, attaques cérébrales, morts subites) a été largement démontré, ainsi que leur effet sur le plan cérébral : troubles dépressifs, troubles de la mémoire, de l'attention…

Toutes ne sont pas égales sur ce plan, loin s'en faut ! Les plus intéressantes sont l'huile de colza, l'huile de noix, l'huile de cameline, et dans une moindre mesure, l'huile d'olive. Attention néanmoins à leur utilisation : si l'huile d'olive peut être utilisée pour la friture, l'huile de colza ne peut être chauffée que modérément, et les huiles de noix et de cameline sont à consommer crues dans les salades.

Quant aux huiles d'origine animale, il faut également privilégier les huiles riches en oméga 3, c'est-à-dire les huiles de poissons des mers froides.

Vos jambes vous font souffrir durant la journée, surtout en été

Vous connaissez déjà les facteurs favorisants, sédentarité, surpoids, grossesse et j'en passe ! Certain magazines regorgent de conseils plus ou moins réalistes ; avez-vous réellement le loisir de faire du jogging, du stretching, des expertises diététiques, entre deux lessives, sorties d'école, réunions et heures de transport ?

Voici de quoi vous soulager un peu !

- HAMAMELIS : veines dilatées et sensibles.
- ARNICA MONTANA : vos jambes sont comme meurtries ou courbaturées.
- AESCULUS : jambes congestionnées avec sensation de pesanteur et parfois douleurs battantes.
- CALCAREA FLUORICA : pour limiter l'apparition ou l'extension des varices.
- PULSATILLA : jambes lourdes et marbrées, pieds et mains froids.

Vous pouvez prendre les cinq ensemble, en 4 ou 5 CH trois fois par jour, par 3 granules.

CONSEIL

Si cela vous semble un peu compliqué, il existe un mélange tout fait, HAMAMELIS COMPOSÉ, que vous pouvez prendre tout au long de l'année, surtout si vous travaillez debout.

Si les varices sont déjà présentes, quelques petites règles d'or : éviter le port de vêtements serrés, la chaleur sous toutes ses formes, notamment le chauffage au sol, et pratiquer régulièrement la marche. Seule l'intervention chirurgicale peut les faire disparaître.

Les médicaments suivants peuvent retarder leur apparition, limiter leur développement, et diminuer les risques de complications.

Prenez ensemble, dans tous les cas, matin et soir, 3 granules de chacun des médicaments suivants :

- AESCULUS 5 CH
- ARNICA 5 CH
- FLUORICUM ACIDUM 7 CH
- HAMAMELIS 5 CH

En cas d'inflammation, ajoutez LACHESIS 5 CH et VIPERA 5 CH, 3 granules de chaque toutes les heures, et consultez impérativement un médecin pour écarter le risque de phlébite.

Vos jambes vous font souffrir la nuit ou dès que vous vous reposez

Vous souffrez probablement du syndrome des jambes sans repos ou impatiences.
Il existe peu de solutions en allopathie, mais... j'ai mes petits secrets !
Essayez ZINCUM METALLICUM en 7 CH, 3 granules trois fois par jour ; si les résultats sont insuffisants, passez me voir, je rajouterai un traitement de terrain, probablement PULSATILLA ou LACHESIS en haute dilution.

Vous avez des crampes

Votre médecin vous a prescrit du magnésium, mais cela reprend dès que vous arrêtez ; essayez CUPRUM 5 CH, 3 granules trois fois par jour ; si ce n'est pas concluant, MAGNESIA PHOSPHORICA 9 CH à la même posologie.

Vous avez les pieds et mains froids, et parfois cyanosés

C'est lié à des troubles de la microcirculation.
Prenez 3 granules d'un ou plusieurs des médicaments suivants selon les signes observés :

- Pieds et mains froids : PULSATILLA 9 CH et SILICEA 9 CH, une fois par jour, 3 granules de chaque, ensemble.
- Cyanose (coloration bleue) : AGARICUS 5 CH, ARNICA MONTANA 5 CH, HAMAMELIS 5 CH, ensemble trois fois par jour.

Syndrome de Raynaud : les doigts deviennent livides, s'engourdissent, picotent et deviennent douloureux. Ce phénomène peut survenir par temps froid, ou lors d'états anxieux. Prenez toutes les deux heures :
ARSENICUM ALBUM 5 CH si les douleurs sont améliorées par la chaleur.
SECALE CORNUTUM 5 CH si les douleurs sont améliorées par le froid.
Un traitement de fond est toujours nécessaire.

Vous avez des hémorroïdes

Je sais, il est parfois difficile d'en parler, mais n'hésitez pas ! Ce ne sont jamais que des varices un peu mal placées. Vous devez toujours avoir quelques tubes de granules sous la main ; un repas un peu trop épicé, un long trajet en voiture, un pantalon trop serré, autant de facteurs qui peuvent déclencher une nouvelle crise ; faites votre choix ! Prenez systématiquement AESCULUS 5 CH (le marron d'Inde), toutes les heures, 3 granules ; c'est un magnifique médicament de congestion veineuse.
Ajoutez, à la même posologie :

- En cas de saignements : ARNICA 5 CH, CHINA 5 CH, HAMAMELIS 5 CH.
- En cas de thrombose : ARNICA 5 CH dans tous les cas, LACHESIS 5 CH si cela se passe avant les règles, MURIATIC ACIDUM 5 CH si la douleur est insupportable.
- Pendant la grossesse : LACHESIS 5 CH, COLLINSONIA 5 CH.
- En cas de fissure anale associée : GRAPHITES 5 CH si vous êtes constipée, NITRICUM ACIDUM 5 CH avec

démangeaisons et suintement, RATHANIA 5 CH avec douleurs brûlantes longtemps après la selle.

- En cas de démangeaisons : PAEONIA 5 CH, RATANHIA 5 CH.

Et... passez voir votre médecin homéopathe pour un traitement de terrain en cas de crises récidivantes.

Vous avez des palpitations

Vous avez bien sûr consulté votre cardiologue !
Prenez trois fois par jour, 3 granules d'un ou plusieurs des médicaments suivants :

- Palpitations liées à une nervosité excessive : IGNATIA 15 CH et CRATAEGUS 5 CH.
- En cas d'anxiété, de trac : GELSEMIUM 15 CH.
- En montagne : COCA 5 CH.
- Avec ballonnements et troubles digestifs : KALIUM CARBONICUM 5 CH.

Prenez ponctuellement 3 granules en cas de palpitations :

- Après l'effort : ARNICA MONTANA 5 CH, RHUS TOXICODENDRON 5 CH, et CRATAEGUS 5 CH.
- Après absorption de café : COFFEA 9 CH.
- Après absorption d'alcool : NUX VOMICA 9 CH.

Dermatologie

- *Le drainage*
- *Acné*
- *Acné prémenstruelle*
- *Acné rosacée*
- *Herpès*
- *Psoriasis*
- *Verrues*

Je pense que vous l'avez maintenant bien compris, le symptôme n'est jamais que le reflet de ce qui se passe sur un plan plus général ; c'est tout particulièrement le cas pour les problèmes de peau.

Les pustules et autres « bobos » qui gratouillent et chatouillent appellent toujours les mêmes questions chez moi :

- Depuis quand ?
- Suite à quels événements ?
- Comment mangez-vous ?
- Qu'est-ce qui aggrave votre état ? (eau, chaud, froid...)
- Qu'est-ce qui le soulage ?
- Qu'est-ce qui déclenche les poussées ?
- Avez-vous d'autres symptômes qui se produisent en même temps ?
- Quel est votre état psychique ?...

Et bien d'autres encore.

Sauf cas particulier, il est illusoire de vouloir guérir un problème de peau en le considérant isolément, mais je vais vous donner quelques orientations en cas d'urgence, ou en attendant un rendez-vous chez votre homéopathe préféré.

Le drainage

Dans tous les cas, ce que l'on nomme un drainage en homéopathie peut être très bénéfique en début de traitement avec :

- Soit un peu de phytothérapie pour aider votre organisme à faire le ménage, j'aime bien cette petite recette !

Nom usuel	Nom latin
Bardane (racines)	ARCTIUM LAPPA
Bouleau (feuilles)	BETULA ALBA
Ortie (parties aériennes)	URTICA DICOÏDA
Pensée sauvage (parties aériennes)	VIOLA TRICOLOR

À parts égales, 1 cuillère à café de chaque pour un litre d'eau minérale. Laisser infuser durant quinze minutes. Boire trois petites tasses par jour, à distance des repas.

- Soit des médicaments homéopathiques en basse dilution :
  - SAPONARIA 4 CH
  - LAPPA MAJOR 4 CH
  - FUMARIA 4 CH
  - VIOLA TRICOLOR 4 CH

3 granules de chaque, pris ensemble, matin et soir.

Pour ménager la peau :

- Évitez les vêtements en fibres synthétiques.
- Proscrivez les adoucissants pour la lessive.

CONSEIL

Ce petit traitement, associé à un petit régime restrictif en sucreries, et temporairement en produits laitiers, et à des soins appropriés suffira souvent à réguler les problèmes dermatologiques chroniques bénins.

- Limitez les bains, préférez les douches rapides.
- En cas de poussée, utilisez un savon doux à la bardane, plante adoucissante et antiseptique (savons gynécologiques à la bardane, par exemple).
- Évitez les parfums et eaux de toilette.

LES TRUCS DU MICRONUTRITIONNISTE

La peau sèche

On s'imagine souvent que si l'on a la peau sèche, c'est tout simplement parce qu'on ne boit pas suffisamment, qu'on est déshydraté. En fait, il s'agit très souvent d'un déficit en certains acides gras de l'alimentation, associé ou non à des carences principalement en fer (fréquentes chez les femmes et les enfants) ou en zinc. Une complémentation en huile de bourrache (1 cuillère à café par jour) améliorera en quelques semaines la sécheresse de la peau.

Sachez également que notre cerveau a besoin des mêmes acides gras que la peau... Autrement dit, si vous avez la peau sèche, votre cerveau souffre probablement aussi de cette carence en acides gras, ce qui peut participer à la diminution des performances de nos cellules grises : baisse de la mémoire, de l'attention, troubles de l'humeur...

Donc, rappelez-vous bien cet adage : « La peau sèche aujourd'hui, le cerveau sec demain... ! »

Mon aîné fait de l'acné

L'apanage de l'adolescence !

C'est un cap à passer, mais je peux l'aider.

En mélange, 3 granules de chaque trois fois par jour (soit 9 en une prise) :

- EUGENIA JAMBOSIA 4 CH, KALIUM BROMATUM 5 CH, SELENIUM 7 CH

Pour ce qui est du terrain, les principaux que l'on donne généralement une fois par semaine :

- PULSATILLA 15 CH si c'est un grand timide qui rougit facilement et s'émeut pour un rien.
- NATRUM MURIATICUM 15 CH s'il est plus renfermé.
- SULFUR IODATUM 15 CH si c'est un peu plus grave, s'il a toujours trop chaud et est fatigable.
- SILICEA 15 CH chez le grand maigre frileux et s'il fait des kystes.

Je fais de l'acné avant mes règles

Là, nous passerons par des dilutions d'hormones, avec FOLLICULINUM 15 CH, 3 granules le matin durant la semaine précédant les règles. Si les lésions sont autour du menton, ajoutez SEPIA 5 CH une fois par jour.
Vous pouvez dans les deux cas ajouter l'oligoélément ZINC, à prendre en cure de deux mois.

Et l'acné rosacée ?

C'est une tout autre pathologie, même si on lui donne le même nom. C'est plus une maladie des vaisseaux sanguins que de la peau proprement dite ; la couperose en est une forme *a minima*.

Ce qui l'aggrave :

- Les facteurs alimentaires : le yogourt, le fromage, le chocolat, la vanille, la sauce soja, le vinaigre, le foie, l'aubergine, l'avocat, les épinards, les fèves et les pois, les tomates, les bananes, les prunes rouges, les raisins et les figues ainsi que les agrumes, les aliments épicés ou servis très chauds, les aliments riches en histamine, l'alcool.
- Les boissons servies très chaudes.
- Le stress.
- Le sauna, les bains chauds.
- Le soleil, le vent violent, le froid vif.

PULSATILLA 5 CH, LACHESIS 5 CH, ARNICA 5 CH : les trois ensemble, 3 granules de chaque, trois fois par jour. Si vous avez des bouffées de chaleur, ajoutez SANGUINARIA 5 CH.

L'eczéma

CONSULTATION

« Bonjour, docteur !
Cette fois-ci, je viens vous voir pour mon eczéma, cela fait des années que j'en souffre, par poussées, mais là, je touche le fond, c'est terrible ! Je suis allée voir un dermatologue, il m'a prescrit des crèmes, cela s'arrange, mais dès que j'arrête, c'est reparti de plus belle ! »

C'est un exemple idéal pour comprendre comment travaille le médecin homéopathe !

L'eczéma est une maladie de la personne dans son entier et non uniquement de la peau. Il ne faut pas attendre une guérison immédiate et définitive, même avec un traitement homéopathique ; l'eczéma pourra parfois récidiver, mais sous forme nettement atténuée, même si le traitement a été bien mené. La lésion joue alors un rôle de soupape, prévenant le patient que « quelque chose ne va pas ».

Nous allons en premier lieu déterminer le médicament dont vous avez besoin pour le symptôme eczéma, et nous verrons dans un deuxième temps si un traitement de terrain est nécessaire.
Montrez-moi ; selon l'aspect et la localisation des lésions, je peux vous proposer différentes choses ; je vous prescrirai le ou les médicaments que nous avons ainsi sélectionnés en basse dilution, 4 ou 5 CH, et vous les prendrez trois fois par jour, sauf exceptions.

Selon la localisation des lésions

Les mains

- ANAGALLIS : surtout au niveau de la paume des mains et du bord des doigts. On pense à la dyshidrose.
- MEZEREUM : essentiellement sur le dos de la main, avec aggravation la nuit et à la chaleur du lit.
- PETROLEUM : sec avec fissures, d'aspect sale, ou suintant. Aggravation en hiver.

→

Selon la localisation des lésions (suite)

Les pieds et chevilles

- ANAGALLIS : sur une dyshidrose un peu plus étendue, par exemple.
- LEDUM PALUSTRE : le prurit est aggravé par la chaleur et amélioré par le froid localement.

Les régions génitales

- CROTON : les démangeaisons sont intenses et la peau est à vif.
- BERBERIS : avec prurit aggravé par le grattage.
- **Le cuir chevelu**
- NATRUM MURIATICUM : avec aggravation au bord de la mer.
- SULFUR : avec aggravation par l'eau, et à la chaleur.
- STAPHYSAGRIA : avec sécrétions de mauvaise odeur. Surtout à l'arrière du crâne.

Derrière les oreilles

- GRAPHITES 15 CH : une prise par jour.

Le visage

- MEZEREUM
- SULFUR
- SEPIA : autour de la bouche et du menton.
- ANTIMONIUM CRUDUM : autour du menton.

→

Selon la localisation des lésions (suite)

Les plis de flexion (genoux ou coudes)

Eczéma sec

- PETROLEUM
- NATRUM MURIATICUM
- SEPIA
- SULFUR

Eczéma suintant

- GRAPHITES 15 CH, une prise par jour.
- PSORINUM en haute dilution, en traitement de terrain.
- SULFUR en traitement de terrain.

Vésicules sur fond rouge

- RHUS TOXICODENDRON : le médicament le plus représentatif de l'eczéma à ce stade ; l'éruption est rouge, très inflammatoire, prurigineuse avec de multiples vésicules qui peuvent suinter. Le prurit est aggravé par l'eau froide et soulagé par l'eau chaude.
- APIS MELIFICA : l'œdème est rosé, avec une sensation de brûlure améliorée par le froid.
- BELLADONNA : la peau est très rouge.
- CANTHARIS : les vésicules sont larges avec douleurs brûlantes.

→

Selon l'aspect des lésions (suite)

Vésicules sur fond rouge

- MEZEREUM : le contenu des vésicules est jaunâtre et épais, ressemblant à du pus.
- ANAGALLIS : particulièrement indiqué pour les eczémas des bords des doigts, des paumes des mains et des pieds. On les nomme eczémas dyshidrosiques ou dyshidrose palmo-plantaire.
- CROTON TIGLIUM : les lésions sont très prurigineuses, voire douloureuses, souvent localisées au niveau des parties génitales. Aucun contact n'est supporté.

Au stade suintant

- ANTIMONIUM CRUDUM : les lésions, suintantes et croûteuses se localisent souvent au niveau du cuir chevelu et du visage. Des troubles digestifs sont souvent associés.
- GRAPHITES : l'écoulement est épais, visqueux, jaune, comme du miel. Par la suite, une croûte jaune-brun se forme. Le prurit est amélioré par le froid appliqué localement. En 15 CH une prise par jour.
- MEZEREUM : les croûtes sont jaunâtres. Le pus est épais. Aggravation par l'eau et à la chaleur.
- PETROLEUM : chez un sujet dont la peau est sèche et fissurée en hiver. Le suintement est clair, très irritant et parfois malodorant.

→

Selon l'aspect des lésions (suite)

La phase des squames ou pellicules

- ARSENICUM ALBUM : la lésion ressemble à du psoriasis ; elle est brûlante, calmée par la chaleur. Les squames sont petites, la peau est épaissie et pâle.
- ARSENICUM IODATUM : les squames sont plus larges, le prurit est là, calmé par le froid.
- NATRUM SULFURICUM 15 CH : la peau prend un aspect sec et craquelé. La zone saine en dessous paraît fragile et brillante.

Les fissures

- PETROLEUM : le fond des fissures prend une coloration brune ce qui donne un aspect sale. Le plus souvent au niveau des doigts, avec une aggravation en hiver.
- ANTIMONIUM CRUDUM : avec production de corne en abondance. C'est l'hyperkératose.
- GRAPHITES 15 CH : surtout indiqué dans les fissures des plis. Une prise par jour.
- NITRICUM ACIDUM : le fond des fissures a tendance à saigner.

Maintenant que nous avons trouvé le médicament symptomatique dont vous avez besoin, nous allons passer à la partie la plus intéressante, nous allons dépasser le stade de la dermatologie pour tenter de comprendre ce que votre eczéma signifie, car c'est une sorte de mode d'expression pour votre corps, une soupape si vous préférez.

Avez-vous une idée de ce qui peut le déclencher, ou l'aggraver ?

CONSULTATION

« Je crois que l'un des principaux facteurs aggravants ou déclenchants est le stress ; banal, non ? »

Nous travaillerons sur votre stress plus précisément dans le cadre d'une autre consultation, si vous le permettez, mais il y a un médicament homéopathique bien spécifique à côté duquel nous ne pouvons pas passer, et qui a un grand intérêt sur la peau, et pas uniquement dans l'eczéma, mais aussi dans le psoriasis par exemple. Nous en reparlerons aussi pour les problèmes urinaires, c'est...

À RETENIR

GROS PLAN : STAPHYSAGRIA

Ce magnifique médicament travaille sur les états de tension générés par les vexations, les humiliations, l'insuffisance d'attention, la tromperie, la frustration, et ce d'autant plus que l'on doit contrôler son agressivité. Les tensions intérieures deviennent insupportables, et le corps verbalise par des somatisations, surtout au niveau de la peau.

Bien sûr, il ne suffira pas à lui seul à guérir un eczéma ou un psoriasis, qui comme nous l'avons dit sont des soupapes, reflet d'un mal-être physique ou psychique intérieur. Il pourra en revanche atténuer cette expression cutanée et en espacer les manifestations.

En haute dilution, 15 à 30 CH, en prises hebdomadaires.

LA CHRONIQUE DE MICHÈLE FREUD

La peau dans tous ses états

« Être mal dans sa peau », « avoir les nerfs à fleur de peau », nombreuses sont les métaphores à utiliser la peau comme marqueur somatique.

Reflétant notre état psychique et notre santé en général, la peau est le plus sensible de nos organes.

Nous connaissons tous ce lien subtil entre la peau et nos états d'âme. Organe sensoriel traduisant nos sentiments, la peau, jonction entre le « dehors » et le « dedans » est le lieu privilégié de l'expression émotionnelle. Quand nous sommes anxieux, angoissés et que nous nous trouvons dans l'impossibilité de verbaliser notre peur, celle-ci se traduira par une allergie ou par tout autre message. Ces affections concernent aussi les enfants. Du fait de son immaturité psychique, incapable de parler de son mal-être, le nourrisson va par exemple exprimer sa détresse avec l'eczéma.

La peau n'est pas seulement une enveloppe. Liée à la vie affective et au plaisir et ce, dès la naissance à travers les échanges tactiles avec la mère, elle est un organe privilégié dans la relation.

Les contacts peau à peau entre la mère et le nourrisson, les caresses données, les massages prodigués sont essentiels au développement harmonieux.

Mémoire du toucher, des caresses maternelles, des réminiscences de joie et de tendresse, la peau garde aussi la trace des absences, des douleurs, des blessures de la vie et de ce qui se passe à l'intérieur de soi.

Certains, à défaut d'avoir reçu une nourriture affective suffisante durant l'enfance, garderont une certaine fragilité psychique et seront par exemple davantage prédisposés à une maladie de peau.

Pour ce qui est du traitement de terrain proprement dit, il va me falloir vous poser d'autres questions, mais vous avez maintenant l'habitude ! Vos réponses concernant vos habitudes de vie, vos antécédents médicaux, vos autres « bobos », la périodicité de vos poussées... vont me donner des clés. Bien sûr, cela, vous ne pouvez le faire seule, il vous manque le recul, et... il faut bien que je serve à quelque chose !

- Médicaments de fond de l'eczéma suintant

GRAPHITES
SULFUR
HEPAR SULFUR
ANTIMONIUM CRUDUM
PSORINUM...

- Médicaments de fond de l'eczéma sec

ALUMINA
ARSENICUM ALBUM
SULFUR
PSORINUM
NATRUM MURIATICUM...

L'herpès

CONSULTATION

« Bonjour, docteur !
Avant de partir au ski !
J'aimerais, pour une fois m'épargner ces très désagréables stigmates qui ornent ma lèvre supérieure chaque année. »

L'herpès est lié à un virus ; vous avez été contaminée, il y a peut-être des années, et il se réactive dès que vous êtes déstabilisée (stress, vacances, altitude, soleil...). Cela est valable autant pour l'herpès labial que pour l'herpès génital : il peut se localiser à d'autres endroits, dos, fesses, nez... et (là, c'est bien plus grave) la cornée.

Quelques précautions s'imposent en cas de poussée :

- Évitez le contact rapproché avec les bébés, les personnes malades ou immunodéprimées.
- Évitez de toucher ou de gratter les lésions ; en effet, le virus peut être transmis à un autre endroit du corps. Pour cette raison, ne vous frottez pas les yeux, la cornée est une des localisations privilégiées de cette affection. Les porteurs de lentilles doivent être particulièrement vigilants.

Dès les premiers picotements, VACCINOTOXINUM 9 CH, une dose unique, puis RHUS TOXICODENDRON 5 CH, et NATRUM MURIATICUM 7 CH, 3 granules de chaque pris ensemble toutes les heures.

Pour l'herpès génital, ajoutez CROTON 5 CH.

Au stade des croûtes, pour accélérer la cicatrisation, remplacez les précédents par :

- MEZEREUM 5 CH si les lésions se remplissent d'un liquide blanchâtre et sont rapidement remplacées par des croûtes qui démangent.
- GRAPHITES 5 CH si les vésicules, brûlantes et piquantes, d'où coule un liquide jaunâtre, sont remplacées par des croûtes qui ne démangent plus.

La prévention des récidives nécessite un traitement de terrain, en général SEPIA 15 CH, surtout si l'herpès est réactivé avant les règles, ou NATRUM MURIATICUM 15 CH si le soleil influence les récidives.

ATTENTION

Une poussée d'herpès chez une femme enceinte, un nourrisson ou un sujet immunodéprimé impose une consultation médicale.

Le psoriasis

La logique du traitement est la même pour ce qui est du drainage et du versant psy qu'avec l'eczéma. Pour ce qui est des lésions, il y a également pléthore de possibilités pour le médecin. En attendant d'avoir un rendez-vous, il est souvent possible d'apaiser cet état avec ARSENICUM ALBUM 5 CH, 3 granules trois fois par jour.

Les verrues

Le traitement des verrues est variable en fonction de leur aspect, de leur localisation, et enfin du terrain.

- Sur tout le corps : CAUSTICUM 5 CH.
- Plante des pieds : ANTIMONIUM CRUDUM 5 CH.
- Mains : molles et charnues, DULCAMARA 5 CH.
  - Extrémités des doigts, CAUSTICUM 5 CH.
  - Ongles, CAUSTICUM et GRAPHITES 5 CH.
  - Paume, ANTIMONIUM CRUDUM 5 CH, NATRUM SULFURICUM 5 CH.
- Paupières : STAPHYSAGRIA 7 CH.
- Visage : DULCAMARA 7 CH.

Trois granules d'un ou plusieurs de ces médicaments trois fois par jour. On pourra compléter par THUYA 9 CH, 20 granules en une prise ou une dose une fois par semaine. Il faudra parfois patienter plusieurs semaines avant d'avoir un résultat favorable.

CONSEIL

Si la guérison se fait attendre, pensez au chlorure de magnésium (5 ou 10 grammes par jour à diluer dans l'eau de boisson), il peut donner des résultats extrêmement intéressants en une ou deux semaines.

La douleur

- *L'hypersensibilité à la douleur*
- *La migraine*
- *Les céphalées*

CONSEIL

Nul n'a le droit de juger de la douleur d'un autre, c'est une sensation qui nous est propre, qui est le fruit de la lésion, mais également de nos émotions, de notre vécu, de nos traditions.

L'hypersensibilité à la douleur

Traiter la douleur équivaut bien sûr à en soigner la cause, mais dans certains cas, la douleur est hors de proportion.

- ACONITUM NAPELLUS : l'anxiété est extrême avec sensation de mort imminente et état d'agitation extrême, agitation d'origine psychique et non physique, par exemple avec RHUS TOXICODENDRON, le malade, lors d'une crise, doit sans cesse remuer pour être soulagé.
- BELLADONNA : douleur avec hyperacuité sensorielle, le malade ne supporte ni le bruit, ni la lumière, ni les secousses. Cet état peut engendrer de la colère.
- CHAMOMILLA : bien connu des mamans pour les poussées dentaires ; douleur avec anxiété et troubles caractériels. Le malade est colérique, intolérant à tout et n'est soulagé que par un mouvement lent et doux, par exemple le bébé dont les douleurs se calment quand on le berce.
- COFFEA : douleur avec hyperexcitabilité, sensibilité au bruit et activité incessante de l'esprit. Le sommeil est impossible.

Dans ces cas de figure, les médicaments se prennent au moins toutes les heures et en haute dilution, conjointement à un traitement approprié de la lésion en cause.

Une patiente m'a, par exemple, avoué préférer accoucher que d'aller chez le dentiste, je lui ai aussitôt conseillé une dose de CHAMOMILLA 15 CH, et une autre de GELSEMIUM EN 15 CH avant ses séances.

La migraine

C'est une forme particulière de mal de tête qui n'affecte que la moitié du crâne.
Sa prise en charge nécessite toujours la prescription d'un traitement de fond, et celui-ci ne peut être instauré que par un homéopathe. C'est le seul moyen d'envisager la migraine « maladie ». La crise n'en est qu'une expression.

Les possibilités de traitement de la crise migraineuse sont multiples avec l'homéopathie, et toujours selon le même principe, nous interrogeons sur ce qui déclenche, ce qui aggrave, améliore, le côté en cause, les horaires, le contexte médical, psy, familial...

Quelques exemples : celles et ceux qui se « retrouvent » pourront prendre 3 granules toutes les cinq minutes, puis espacer.

- Migraines gauches
  - LACHESIS 9 CH : la migraine est souvent congestive, et se produit de préférence avant les règles ou à la ménopause avec aggravation à la chaleur, amélioration au froid et par un écoulement (saignement, écoulement nasal lors d'une sinusite...).
  - SPIGELIA 9 CH : la douleur part de la région occipitale, irradie et se fixe au-dessus de l'œil gauche. Elle débute

généralement le matin, s'accentue jusqu'à midi, et s'améliore le soir. Elle suit la courbe solaire.

- Migraines droites
  - CHELIDONIUM 5 CH : la migraine accompagne souvent des désordres digestifs.
  - IRIS VERSICOLOR 15 CH : il s'agit le plus souvent d'une migraine ophtalmique ; la douleur peut s'accompagner de vomissements et de brûlures digestives. Elle survient volontiers le week-end.
  - LYCOPODIUM 9 CH : migraines hépatiques, survenant souvent le week-end, ou faisant suite à des écarts alimentaires minimes. Elles sont souvent accompagnées de troubles visuels.
  - SANGUINARIA 9 CH : la douleur part de l'occiput pour se fixer à l'œil droit. Elle suit la courbe solaire avec rougeur de la face et sensation de chaleur et de brûlure, vomissements fréquents.

Les céphalées

Ce sont des maux de tête simples, non latéralisés.

On peut les évoquer :

Selon les facteurs déclenchants, les médicaments seront essayés en moyenne dilution, 9 CH, seuls ou combinés, 3 granules tous les quarts d'heure pour démarrer.

- Abus de café : COFFEA.
- Altitude : COCA.
- Bain froid : ANTIMONIUM CRUDUM.
- Bain chaud : PULSATILLA, GLONOÏNE.
- Courants d'air : SILICEA, NUX VOMICA.

- Efforts intellectuels : ANACARDIUM ORIENTALE, PHOSPHORICUM ACIDUM, KALIUM PHOSPHORICUM.
- Excès de table : ANTIMONIUM CRUDUM, NUX VOMICA.
- Excès de tabac : IGNATIA.
- Exposition au soleil : GELSEMIUM, GLONOÏNE, NATRUM MURIATICUM.
- Surmenage oculaire : RUTA GRAVEOLENS.
- Position « tête penchée en avant » ACTEA RACEMOSA : douleurs cervicales irradiant vers l'occiput.

Ou selon l'horaire ou les jours de survenue des crises :

- Au réveil : NUX VOMICA, LACHESIS, SULFUR et bien d'autres.
- Dans la matinée : GELSEMIUM, NATRUM MURIATICUM, avec pour ce dernier, des douleurs qui augmentent à mesure que le soleil monte au zénith.
- L'après-midi : NUX VOMICA, CHELIDONIUM, LYCOPODIUM, avec ce trio, c'est le système digestif et le foie qui parlent.
- Le dimanche : LYCOPODIUM et IRIS VERSICOLOR ; peuvent être dans ce cas de véritables migraines, volontiers localisées à droite.
- Avant les règles : LACHESIS, le plus souvent du côté gauche.
- Pendant les règles : SEPIA.

La fatigue

- *Fatigue intellectuelle*
- *Fatigue du post-partum*
- *Fatigue printanière*
- *Convalescence*
- *Fatigue scolaire*
- *Fatigue et stress*
- *Fatigue sexuelle*

Ce mot regroupe tant de cas de figure et de situations !

- Fatigue liée au surmenage tant physique qu'intellectuel : elle est directement liée et proportionnelle à l'effort, avec pour symptômes des courbatures et douleurs musculaires pour l'effort physique, des difficultés de concentration, céphalées et troubles du sommeil pour l'effort intellectuel.
- Fatigue symptôme de maladie.
- Fatigue psychique, souvent reflet de maladie dépressive ; elle est généralement déjà présente le matin au réveil.

Avant de consulter, notez bien tout ce qui peut caractériser votre fatigue ; les horaires, ce qui aggrave (stress, chaud, froid...), ce qui améliore (manger, dormir...), à la suite de quoi, depuis quand, fatigue nerveuse, fatigue déprime, fatigue intellectuelle, fatigue physique... Tout intéresse le médecin homéopathe !

ATTENTION

Ces conseils valent si, et seulement si les examens sont normaux.

Avant tout, un examen médical s'impose, voire un bilan sanguin ; la fatigue est parfois le premier signe d'une maladie sérieuse.

Fatigue intellectuelle

« J'ai préparé un concours, et depuis, j'ai du mal à dormir, je me réveille aux aurores, et je suis incapable du moindre effort intellectuel ! »

CONSULTATION

Un moment d'épuisement intellectuel ! Deux médicaments homéopathiques nous intéressent tout particulièrement, PHOSPHORICUM ACIDUM et KALIUM PHOSPHORICUM. Essayez-les en 15 CH en les prenant ensemble matin et soir, 3 granules de chaque, cela devrait s'arranger en quelques jours. Je les prescris également pour la fatigue scolaire, les difficultés de concentration, ou pour la préparation de concours justement, mais là, en 9 CH au long cours.
Manger améliore votre fatigue intellectuelle, vos maux de tête, votre irritabilité, pensez à ANACARDIUM ORIENTALE en 9 CH ; ce médicament peut éviter les grignotages « dopage ».

Fatigue du post-partum

CONSULTATION

« Je n'arrive pas à me remettre de mon accouchement, j'ai l'impression d'être également un peu déprimée. »

Nous allons utiliser SEPIA, nous le reverrons quand nous parlerons gynécologie. Je le prescris généralement en 9 CH, 5 granules au coucher ; il convient dans nombre d'autres cas de fatigue, dans la sphère gynécologique et la maternité, vous savez, cette sensation d'infinie lassitude, de lourdeur, de pesanteur qui nous donne parfois l'envie de nous isoler ! Dans votre cas particulier, nous le soutiendrons avec une dose unique de KALIUM PHOSPHORICUM en 15 CH.

Fatigue printanière

« Cet hiver a été bien long, les fêtes de famille interminables, et bien que le soleil revienne doucement, j'ai du mal à en profiter, à me mettre en train. »

CONSULTATION

La classique fatigue printanière !
Vous avez utilisé beaucoup d'énergie à lutter contre le froid, des virus divers et variés, votre système digestif a été rudement mis à contribution, votre foie est devenu paresseux. Nous allons un peu alléger votre alimentation, et prendre quelques petits suppléments, par exemple :

- En oligothérapie, MANGANÈSE-CUIVRE-COBALT.
- En phytothérapie avec par exemple SOLIDAGO, la verge d'or qui stimule les fonctions d'élimination et améliore le sommeil, ou TARAXACUM, le pissenlit.

CONSEIL

L'idéal aurait été d'anticiper en utilisant les plantes adaptogènes, le GINSENG, ou ELEUTHEROCOCCUS. L'effet tonifiant est global sur l'organisme, on l'explique en partie par un effet « cortisone like ». Cette amélioration se maintient généralement après l'arrêt. Attention, les cures ne doivent pas excéder six semaines, et s'adressent au sujet en bonne santé.

La convalescence

« Je n'arrive pas à me remettre de cette grippe ; j'ai guéri assez vite, mais depuis, je suis épuisée. »

CONSULTATION

Vous avez repris vos activités trop vite ; il faut toujours respecter la période de convalescence,et éventuellement prévoir une supplémentation en SELENIUM, non pas avec des comprimés ou gélules, on risquerait le surdosage, mais en ajoutant un peu de levure de bière en paillettes sur vos salades.

Fatigue scolaire

CONSULTATION

« Mon petit dernier à du mal à terminer son trimestre, il ne récupère pas, il est plus souvent malade ! »

Ah la fatigue scolaire !
On leur en demande beaucoup ! Quelques pistes : on prescrit généralement ces médicaments en 9 CH, seuls ou combinés, par 3 granules, une à deux fois par jour.

- PHOSPHORICUM ACIDUM : classiquement utilisé chez des sujets jeunes, à tendance dépressive, qui, suite à des efforts intellectuels intenses, ressentent une fatigue cérébrale, voire physique, un découragement et une tendance à l'isolement.
- KALIUM PHOSPHORICUM : sentiment d'incapacité cérébrale, difficultés de compréhension, baisses de mémoire, des oublis de mots ou de lettres. L'étudiant ressent des maux de tête pesants, récidivant chaque jour. Le sommeil est perturbé.
- CALCAREA PHOSPHORICA : pour l'écolier ou étudiant qui voit ses capacités intellectuelles (attention, mémorisation...) faiblir en fin de trimestre et qui se fait alors plus souvent « attaquer » par les virus et bactéries. Prévoir une dose par mois en 15 CH tout au long de l'année scolaire.
- ZINCUM METAL : fatigue psychique et nerveuse, avec épuisement et abattement, agitation physique prédominant au niveau des pieds. Les troubles du sommeil sont fréquents, toujours accompagnés de cette agitation des pieds. À noter une aggravation par l'alcool, surtout le vin blanc, mais cela ne devrait pas concerner nos étudiants.

- NUX VOMICA : grand remède du sujet stressé qui n'assume plus sa surcharge de travail, qui décompense dans l'agressivité envers autrui et présente des troubles du sommeil.
- ANACARDIUM ORIENTALE : pour un sujet qui suite à un effort intellectuel se plaint de céphalées, de fatigue intellectuelle, se montre agressif envers son entourage, et décompense en mangeant. Il est très utile en plus haute dilution pour les ados qui décrochent ; mais là, c'est du ressort du spécialiste.
- GELSEMIUM : pour les états de stress et de fatigue apparentés au trac. Il conviendra tout particulièrement aux veilles d'épreuves orales ou de compétitions sportives.

Fatigue et stress

CONSULTATION

« Je suis stressée, mon travail me demande beaucoup, je dors mal, me réveille la nuit, et m'endors irrépressiblement après le repas de midi. »

Tout simplement NUX VOMICA, nous en reparlerons pour vos problèmes digestifs, en 9 CH, 5 granules matin et soir !

Fatigue sexuelle

CONSULTATION

« Docteur, depuis quelque temps, pour la bagatelle, la libido, ce n'est pas la grande forme, la simple idée du câlin me fatigue ! »

Il n'est pas simple de résumer cela en quelques mots tant les causes peuvent être multiples.
Quelques bases de réflexion en attendant une consultation ; je prescris généralement en moyenne voire haute

dilution (9 à 15 CH), 5 granules une fois par jour.

- Suite de grossesse, de maternité, de changement de contraception, penser à SEPIA.
- Après une vexation, une humiliation, une intervention sur la zone pelvienne, que ce soit chez l'homme ou chez la femme : STAPHYSAGRIA.
- Trop stressé, irritable et anxieux : NUX VOMICA.
- Fatigue nerveuse avec agitation des jambes au coucher et *aggravation* par le vin blanc : ZINCUM METALLICUM.
- Fatigue intellectuelle et physique, suite à des veilles, à un surmenage intellectuel, ou à des excès sexuels, libido en berne et chute de cheveux : SELENIUM.
- Impuissance malgré un désir conservé, fatigue intellectuelle et troubles du sommeil : KALIUM PHOSPHORICUM.
- Dans le même cas de figure avec une note dépressive : PHOSPHORICUM ACIDUM.
- Chez l'homme, état de tristesse, fatigue, érections faibles, et parfois rhumatismes : AGNUS CASTUS.
- Le trac vous coupe vos moyens : GELSEMIUM.

LA CHRONIQUE DE MICHÈLE FREUD

Mieux gérer la fatigue

Il existe des moyens simples et naturels qui contribuent à vous redonner du tonus. Assurez-vous au préalable que votre fatigue n'est pas pathologique, symptôme d'une maladie ou d'un déséquilibre qui nécessite la collaboration d'un médecin.

→

LA CHRONIQUE DE MICHÈLE FREUD

Mieux gérer la fatigue (suite)

Quelques conseils pour retrouver votre énergie

Revoyez votre alimentation

Ayez une alimentation variée et équilibrée. Celle-ci devra contenir des fruits et légumes frais de saison, des légumineuses, des fruits oléagineux et fruits secs (noisettes, amandes, noix, graines de lin, de tournesol) qui renferment de précieux acides gras de grande valeur. Mangez quotidiennement des céréales complètes comme le millet, le riz, le sarrasin, l'épeautre car leur teneur en vitamines B et E est élevée.

Veillez à réduire vos apports en matières grasses ; les aliments qui en contiennent sont difficiles à digérer et risquent d'accroître la fatigue. L'apport quotidien de matières grasses ne devrait pas dépasser 30 % des calories totales. Les repas trop copieux contribuent aussi à fatiguer inutilement l'organisme.

Pratiquez une activité physique

Choisissez le sport qui vous convient et pratiquez-le à votre rythme. Le sport fait sécréter des endorphines et des sérotonines, deux neurotransmetteurs qui sont en chute libre quand on se sent épuisé. Par exemple, trente minutes de marche quotidienne favorisent la sécrétion de mélatonine, hormone dont on connaît les bienfaits notamment en matière de sommeil.

Évitez de vous laisser déborder par le stress

Le stress est une cause fréquente de fatigue. Si vous cumulez les responsabilités, peut-être est-il temps de modifier le rythme de vos activités et de redéfinir vos priorités. Dressez une liste de toutes vos activités pour une semaine. Vérifiez s'il y a un bon équilibre entre celles que vous devez faire et celles que vous aimez, si vous n'avez pas planifié trop d'activités…

→

LA CHRONIQUE DE MICHÈLE FREUD

Mieux gérer la fatigue (suite)

Évitez de vous laisser déborder par le stress (suite)

Si vous arrivez à la conclusion qu'il vous faut prendre du temps pour vous ménager, alternez périodes d'activités et périodes de repos. Une pause de quelques minutes de temps en temps dans la journée peut contribuer à prévenir la fatigue.

Planifiez votre temps

Tenez un agenda où sont notés vos priorités et vos objectifs. Évitez de vous laisser déborder par le temps, c'est à vous de le guider. Commencez par exemple votre journée par « un rendez-vous quotidien avec le temps » où vous établissez votre plan de journée, listez les tâches à accomplir, les rendez-vous à prendre, sorte de tableau de bord de la journée.

Reposez-vous. Notre esprit trop sollicité a besoin de se recharger. Nous émettons plus de cinquante mille pensées par jour, aussi avons-nous un besoin réel de ce retour sur soi. Le repos n'est pas une perte de temps comme certains semblent le croire, il permet au contraire la régénération de votre corps mais aussi de votre mental. C'est aussi pendant les périodes de repos que votre corps se ressource. À savoir : le sommeil avant minuit est le plus récupérateur physiquement en raison de sa durée et de sa profondeur.

Créez des réflexes

Faites quelques exercices de façon consciente, comme ralentir l'allure de votre marche, marquer des pauses, centrer votre attention sur le souffle pendant deux minutes, etc. Ils deviendront par la suite des réflexes dont les répercussions seront bénéfiques sur l'ensemble de votre organisme.

Gastro, transit et digestion

- *Aphtes*
- *Aérophagie*
- *Mauvaise haleine*
- *Mal à l'estomac*
- *Vomissements*
- *Colopathie*
- *Constipation*
- *Diarrhée*
- *Lendemains de fêtes*

Un petit tour dans la sphère digestive, nous allons circuler du haut vers le bas !

GROS PLAN : NUX VOMICA

Mais tout d'abord, le maître médicament dans le domaine (et bien d'autres) : NUX VOMICA. C'est celui que j'emporterais sur une île déserte.

- Enfant

Il s'intègre vite.
Il s'adapte, aime la compétition, est bon en classe et va vers les autres, est séducteur, a de nombreux copains.
Il est susceptible, bagarreur, violent, colérique.
Il est jouisseur, aime manger.
Il est heureux d'apprendre, il a besoin de réussir.
Il lui arrive de mal dormir et d'être anxieux.

- Adulte

Il aime boire, manger, il a besoin de café, de thé, voire d'une cigarette pour démarrer la journée.
Il est gourmand, gastronome, prétend supporter tout et n'importe quoi tant que c'est bon.
Il doit ouvrir la ceinture de son pantalon ou de sa jupe au cours du repas.
Il aime les très courtes siestes après les repas.
Il supporte mal les médicaments, antibiotiques, psychotropes...
Il est sensible au bruit, à la musique, aux odeurs.
Il aime la chaleur douce.
Il ne supporte pas le froid, surtout le froid sec, les courants d'air.
Il déteste se promener dans les rayons frais et surgelés des supermarchés.

Un petit florilège de ce que NUX VOMICA peut traiter sur le plan digestif :

Désirs et abus de boissons alcoolisées, de café, de thé, d'épices, sel, poivre, mets fins et relevés.
En phase de décompensation, intolérance à l'alcool et aux mets lourds, langue chargée à l'arrière, propre à l'avant. Intolérance aux vêtements serrés à la taille, surtout durant les repas, somnolence après les repas ; une courte sieste améliore.
Tachycardie et douleurs précordiales durant la digestion, nausées améliorées par le vomissement qui est souvent provoqué.
Douleurs d'estomac, ballonnements, côlon irritable.
Réveils nocturnes par lenteur digestive, troubles du sommeil suite à un repas lourd.
Tendance à la constipation ; faux besoins, sensation « qu'il en reste toujours », hémorroïdes avec prurit.

Dès que vous ressentez l'un de ces signes, surtout si NUX VOMICA vous semble convenir sur un plan général, n'hésitez pas à le prendre avant chaque repas, en 4 ou 5 CH, 3 granules.

NUX VOMICA est le médicament de l'intoxication, de l'excès, de l'hypersensibilité, de la colère, de la violence. Il est susceptible d'intervenir dans la majeure partie de nos traitements, chacun de nous présentant au moins une fois dans sa vie un ou plusieurs épisodes de ce type.

J'ai des aphtes

En première intention, prenez 3 granules de chacun des médicaments suivants ensemble, trois fois par jour.

- MERCURIUS SOLUBILIS 5 CH
- BORAX 5 CH
- HYDRASTIS 5 CH

Si cela ne suffit pas, vous pouvez également faire des gargarismes avec CALENDULA teinture mère et HYDRASTIS teinture mère pour leur action calmante, désinfectante et cicatrisante, 50 gouttes de chaque dans un verre d'eau.

CONSEIL

Bon à savoir : pour l'aérophagie et les difficultés digestives en général, il existe un excellent mélange homéopathique à acheter en pharmacie, GASTROCYNÉSINE® ; je le prends personnellement entre chaque plat (juste un comprimé à sucer) au cours de ces monumentaux repas de fête que j'adore (je suis un peu NUX, je crois).

J'ai toujours l'estomac gonflé, l'aérophagie

L'estomac gonflé, des éructations à n'en plus finir, vous absorbez trop d'air au cours des repas. *La consommation de chewing-gums, bonbons, eau gazeuse… peut aggraver le phénomène.*

Vous pouvez tester ces quatre-là en première intention :

NUX VOMICA 5 CH, LYCOPODIUM 4 CH, ANTIMONIUM CRUDUM 5 CH (si vous mangez un peu trop) et KALIUM CARBONICUM 4 CH (si tout votre ventre est gonflé), les trois ensemble, quinze minutes après le repas.

Vous pouvez également préparer une infusion de badiane, ou anis étoilé, après le repas (trois étoiles pour une grande tasse infusées une quinzaine de minutes dans de l'eau bouillante).

Vous savez pertinemment que ces troubles sont liés à votre nervosité, ou aggravés par elle, préférez ceci :

NUX VOMICA 5 CH, IGNATIA 7 CH, ASA FOETIDA 5 CH, AMBRA GRISEA 7 CH, selon le même protocole, après chaque repas.

Bien sûr, dans ce cas, on est au-delà du digestif, et il faudra passer me voir si vous n'êtes pas rapidement soulagée.

CONSEIL

Vous êtes un peu perdue ? BASILICUM COMPLEXE, 20 gouttes trois fois par jour.

J'ai mauvaise haleine

Après avoir passé vos dents au Karcher®, consulté tous les ORL du secteur, arrêté de fumer, de boire, de manger de l'ail, et bientôt... de respirer, cela persiste et vous parlez toujours avec la main devant la bouche !

Peut-être votre foie est-il paresseux : CHELIDONIUM COMPOSÉ, 3 granules avant chaque repas.
Si votre estomac est en cause : NUX VOMICA 5 CH, comme toujours et PULSATILLA 5 CH si le problème est surtout matinal, 3 granules avant les repas.

CONSEIL

Petite recette :
Huile essentielle de citron 1 goutte.
Huile essentielle de sauge 1 goutte.
Huile essentielle de thym 1 goutte.
Mélanger dans un verre d'eau, gargariser après chaque repas et brossage de dents, puis recracher.

J'ai mal à l'estomac

Prenez dans tous les cas 3 granules de chacun des médicaments suivants ensemble, avant et après les repas :
NUX VOMICA 5 CH, ARGENTUM NITRICUM 5 CH, ARSENICUM ALBUM 5 CH.
Ajoutez :
IRIS VERSICOLOR 5 CH en cas d'acidité importante, ANACARDIUM ORIENTALE 5 CH si les douleurs sont améliorées en mangeant.

ATTENTION

Attention, consultez si les douleurs persistent au-delà d'une semaine.

ATTENTION

Attention, on n'aborde jamais un vomissement sans en connaître la cause.

Les vomissements

Il ne sera question ici que de vomissements bénins, liés la plupart du temps à des écarts alimentaires. Les médicaments cités seront pris toutes les demi-heures par trois, avec possibilité de les combiner.

- ANTIMONIUM CRUDUM 5 CH : suite d'abus de viande, surtout le porc, de pâtisseries... la langue est blanche, très chargée.
- ARSENICUM ALBUM 5 CH : les vomissements sont brutaux et violents et durent tant qu'il reste quelque chose dans l'estomac. C'est le principal médicament homéopathique des toxi-infections alimentaires (viandes, crustacés, pâtisseries).
- BRYONIA ALBA 5 CH : souvent après avoir abusé de glaces l'été, vomissements de bile ou de liquide immédiatement après le repas.
- CHINA 5 CH : vomissement suivant un repas de fruits peu mûrs, avec amertume dans la bouche.
- IPECA 5 CH : la langue est propre, les nausées sont violentes, et peu soulagées par les vomissements.
- NUX VOMICA 5 CH : la langue est blanc jaunâtre, surtout dans sa partie postérieure. Les vomissements soulagent. Suite d'excès alimentaires et de boissons.
- PULSATILLA 5 CH : suite d'excès de charcuterie, de pâtisseries, avec langue chargée.

Docteur, je suis colopathe, c'est grave ?

Le gastro-entérologue vous a dit que votre intestin était trop long, ou trop gros, que vous aviez un côlon irritable !...

En fait, il ne sait trop ni quoi vous dire, ni quoi vous prescrire, et tous les examens (il a dû passer par tous les orifices possibles) sont normaux.
Vos viscères sont devenues hypersensibles. Les sensations intestinales liées aux gaz ou autres stimuli sont intégrées sous forme de sensations douloureuses.
Revoyez votre alimentation, évitez ce qui fermente, surtout les sucres rapides sous toutes leurs formes. Arrêtez temporairement les produits laitiers, vous êtes peut-être intolérante au lactose.

Il faut bien sûr mettre en place un traitement de terrain en homéopathie ; on retrouvera le plus souvent : LYCOPODIUM, NUX VOMICA, ARGENTUM NITRICUM...

En attendant, pour gérer ces petits désagréments, sélectionnez l'un ou l'autre de ces médicaments en fonction de vos signes, et prenez-les ensemble avant chaque repas, 3 granules de chaque.

- J'ai des ballonnements

CARBO VEGETABILIS 4 CH : ballonnements aggravés par la chaleur, les aliments gras et l'alcool. Tout s'améliore à l'air frais.
CHINA 5 CH : ballonnements avec parfois diarrhée, déclenchés ou aggravés par les fruits et légumes.
KALIUM CARBONICUM 5 CH : ballonnements avec fatigue et frilosité.
LYCOPODIUM 4 CH : ballonnements aggravés dans l'après-midi.

- J'ai mal au ventre

Dans tous les cas, CHAMOMILLA 9 CH.

Ajoutez COLOCYNTHIS et MAGNESIA PHOSPHORICA 9 CH lorsque les douleurs sont améliorées en position fœtale, plié en deux, ou DIOSCOREA 9 CH lorsque les douleurs sont améliorées par l'extension…

- J'ai des diarrhées

Essayez tout simplement ALOE COMPOSÉ en première intention ; c'est un excellent petit mélange.

- J'ai des saignements

Il faut impérativement consulter au plus tôt dans ce cas, vous souffrez peut-être d'une maladie inflammatoire digestive.

LA CHRONIQUE DE MICHÈLE FREUD

Quand le ventre s'exprime !

Le bon sens nous fait parfois réagir avec nos tripes comme si, en effet, notre ventre était, plus que le cœur, le siège de nos émotions et contenait une sorte de radar doté de surcroît d'un sixième sens.

On savait déjà qu'il existait à l'intérieur de notre cerveau, l'hémisphère gauche spécialisé dans le langage, le rationnel, la logique et l'hémisphère droit qui est celui de l'émotion, de l'intuition, de la créativité. Très récemment, des chercheurs américains se sont intéressés à un troisième cerveau appelé « cerveau entérique ».

Tapi au fond de notre ventre, celui-ci contiendrait une centaine de millions de neurones de nature à influencer notre comportement et notre santé. Le système nerveux entérique est responsable de l'entretien et de la régulation du système digestif, il collabore avec le système immunitaire et peut modifier le taux de prolifération des muqueuses intestinales.

→

LA CHRONIQUE DE MICHÈLE FREUD

Quand le ventre s'exprime ! (suite)

Notre santé dépendrait de l'entente entre nos deux centres nerveux.

Il constate que certaines maladies du système digestif sont étroitement liées à l'état psychique du patient. C'est le cas notamment du côlon irritable, une affection qui touche environ 20 % de la population provoquant des douleurs abdominales, des selles irrégulières et l'accumulation d'air dans l'intestin. 40 % de ces malades souffrent souvent aussi d'angoisses et de dépression.

Le responsable en serait ce cerveau abdominal, qui, soumis au stress, produirait des substances irritantes. L'atmosphère psychique semble avoir une incidence sur le fonctionnement de notre ventre. Les enseignements orientaux accordent d'ailleurs depuis des millénaires la primauté au hara, le ventre, roue de la sagesse, qu'ils considèrent comme le centre de la sérénité et de l'équilibre. En apprenant la maîtrise de la respiration, ils ont constaté que d'autres fonctions corporelles (le rythme cardiaque, la circulation du sang et l'équilibre émotionnel et physique) pouvaient être consciemment modifiées. Ils ont ainsi découvert que l'esprit est capable de contrôler et de diriger la circulation de l'énergie créée par une respiration appropriée.

Je suis constipée

Vous connaissez déjà les recommandations diététiques d'usage, fibres, légumes à profusion, éviter les sucres rapides, boire beaucoup d'eau plate, limiter le sel, et... bouger !

Mais cela ne suffit pas toujours, surtout si vous en souffrez depuis longtemps. Faites votre choix parmi ces propositions, et prenez vos granules par trois, ensemble avant chaque repas.

- Constipation sans besoins

BRYONIA ALBA 5 CH : selles volumineuses, dures et sèches. GRAPHITES 5 CH : selles volumineuses, parfois accompagnées d'hémorroïdes ou de fissures anales. Avec selles en « crottes de bique » : NATRUM MURIATICUM 5 CH et SILICEA 4 CH.

- Constipation avec « faux besoins » inefficaces

NUX VOMICA 5 CH : avec transit irrégulier. Trois prises par jour. LYCOPODIUM 4 CH : foie paresseux, tendance au spasme de l'anus.

- Gros efforts pour aller à la selle

ALUMINA 7 CH : selles douloureuses à expulser, parfois fissures anales.

- Cas particuliers

Constipation avant les règles : LACHESIS 5 CH, la constipation s'améliore dès l'arrivée des règles. Constipation après chirurgie : OPIUM 15 CH une dose unique et NUX VOMICA 5 CH avant chaque repas jusqu'à la reprise du transit, avec l'accord du chirurgien et de l'anesthésiste. Lorsque le foie est paresseux : CHELIDONIUM COMPOSÉ, 3 granules avant les repas, et TARAXACUM (le pissenlit) en teinture mère : 100 gouttes par jour, dans un grand verre d'eau. Cette plante ingrate peut également faire baisser votre cholestérol, à retenir !

Constipation en voyage : IGNATIA 9 CH et PLATINA 9 CH. Constipation durant la grossesse : NUX VOMICA 5 CH, SEPIA 4 CH et COLLINSONIA 5 CH.

J'ai la diarrhée

Avec ou sans vomissements, pensez à la réhydratation ; il existe des solutions à acheter en pharmacie, mais dans l'urgence, un Coca® bu par petites gorgées peut faire l'affaire.

- Vous avez mangé :
  - Des fruits de mer, ou des aliments impropres : dans tous les cas, une dose d'ARSENICUM ALBUM 15 CH, faites suivre avec ALOE COMPOSÉ, et consultez si cela ne s'arrange pas en quelques heures.
  - Trop gras, trop copieux : ANTIMONIUM CRUDUM 15 CH, une dose, et également ALOE COMPOSÉ toutes les heures.
  - Des fruits en trop grande quantité : CHINA 7 CH, 3 granules, toutes les heures ou PODOPHYLLUM si c'est une diarrhée en jet ; vous pouvez également les associer.
- Vous avez pris froid :

DULCAMARA 9 CH, 3 granules toutes les heures.

- Diarrhée avec :
  - Ballonnements importants : CARBO VEGETABILIS 5 CH toutes les heures.
  - Vomissements, douleurs abdominales, et… important, la langue reste rose et propre : IPECA 5 CH toutes les heures.
- Diarrhées de stress :
  - Avant un examen, avant de prendre l'avion, vous vous sentez traqueuse : GELSEMIUM 9 CH, 3 granules trois fois par jour.
  - Dans les périodes d'hyperactivité où vous ne semblez plus gérer, vous êtes agitée, stressée jusqu'au vertige : ARGENTUM NITRICUM 9 CH, 3 granules trois fois par jour.

ATTENTION

ATTENTION, consultez si cela ne s'arrange pas rapidement.

LES TRUCS DU MICRONUTRITIONNISTE

Les intestins, le nouveau maillon faible ?

Si on étalait toute la muqueuse de l'intestin, cela ferait une surface aussi grande… qu'un terrain de tennis ! Quand on sait également que près de 80 % de toutes les cellules du système immunitaire (défenses de l'organisme) se trouvent au niveau de l'intestin, on ne sera pas étonné de l'importance primordiale de notre tube digestif pour notre santé !

Un mauvais fonctionnement de notre intestin pourra ainsi entraîner diverses carences, des troubles immunitaires (faiblesse vis-à-vis des infections, ou au contraire : allergies diverses ou même maladies auto-immunes par exemple). Sur le plan nutritionnel et micronutritionnel, on s'attachera donc à corriger des troubles du transit (diarrhée ou constipation), à éviter les aliments agressifs pour son propre intestin (souvent : abus d'alcool, de piments, de crudités, de laitages, de fruits tels que kiwis, figues…), et à prendre régulièrement des probiotiques de bonne qualité pour favoriser sa flore intestinale.

CONSEIL

Mal aux cheveux ? Prenez CHELIDONIUM COMPOSÉ et buvez beaucoup beaucoup d'eau plate, vous verrez, c'est un petit truc perso. En préventif, buvez un verre d'eau entre chaque verre « d'autre chose » !

Les lendemains de fêtes

Si vous avez trop mangé : NUX VOMICA 5 CH et ANTIMONIUM CRUDUM 5 CH toutes les heures.
Si vous avez trop bu, ajoutez ZINCUM METALLICUM 7 CH.

LES TRUCS DU MICRONUTRITIONNISTE

Au fait, c'est quoi exactement les probiotiques ?

Les probiotiques *sont des micro-organismes (habituellement des bactéries) qui, ingérés vivants, sont capables d'exercer des effets bénéfiques sur la santé et le bien-être de leur hôte. De nombreuses études scientifiques ont montré leur intérêt dans divers domaines : l'intolérance au lactose, les diarrhées, les troubles fonctionnels intestinaux (« intestin irritable »), les maladies inflammatoires chroniques des intestins (comme la maladie de Crohn par exemple), les allergies…*

Les prébiotiques*, à l'inverse, sont des substances non digestibles (comme la cellulose, par exemple) qui sont capables de stimuler la croissance et l'activité de certaines bactéries bénéfiques pour la santé.*

En pratique, les prébiotiques vont aider les probiotiques à mieux se développer dans l'intestin, pour que leurs effets soient encore plus positifs.

Il est donc tout à fait judicieux pour une personne souffrant de troubles intestinaux plus ou moins chroniques, tels que diarrhées, selles molles, intestin irritable, de prendre régulièrement des probiotiques, associés ou non à des prébiotiques.

Quant au choix précis du probiotique, étant donné le nombre toujours croissant de spécialités « probiotiques » que l'on nous propose en pharmacie, en libre-service, ou sur Internet, il vaut mieux se tourner vers un spécialiste qui saura vous guider : tous les probiotiques n'ont pas la même efficacité…

Gynécologie

- *Les cycles, les règles*
- *Les mycoses vaginales*
- *La grossesse*
- *La ménopause*

Vous verrez, s'il est un domaine dans lequel l'homéopathie s'exprime pleinement, c'est bien la gynécologie. De l'adolescence à la ménopause, en passant par les grossesses, nos petits granules peuvent accompagner tout ce qui n'est pas considéré comme maladie et pourtant nous empoisonne parfois l'existence.

Les cycles, les règles

De leur mise en place à leur espacement puis disparition, nos vies sont rythmées, voire conditionnées, chez certaines, par les cycles menstruels.

À RETENIR

Un médicament homéopathique à part, Folliculinum

Il est fabriqué à partir de la folliculine ; je le prescris dans la plupart des syndromes prémenstruels (les troubles qui apparaissent avant les règles) associé ou non à un médicament plus personnel.

Tension nerveuse et dépression prémenstruelle.

Gonflement douloureux des seins, kystes ou mammites congestives, aggravées en seconde partie de cycle.

Œdème cyclique, avec gonflement du ventre et des jambes.

Douleurs diverses prémenstruelles : migraines, névralgies faciales…

Prise de poids.

Cystites prémenstruelles.

Toutes les dermatoses à recrudescence prémenstruelles : acné, psoriasis, eczéma…

Diarrhée, constipation, ballonnements.

Angines, aphonie, rhinite spasmodique.

En 9 à 15 CH, 3 granules par jour, de l'ovulation aux règles, ou pour celles qui prennent la pilule, durant la dernière semaine de comprimés jusqu'aux règles.

Cycles irréguliers

Pour des raisons propres à chacune, besoin de repères, fécondité, syndrome prémenstruel…, des cycles réguliers améliorent le confort de vie ; en première intention, je donne généralement FOLLICULINUM 9 CH, une dose par semaine.

Mes régles sont douloureuses

Vous devez bien sûr consulter votre gynécologue, afin qu'il s'assure de l'absence de cause organique à ce problème (fibrome, endométriose...).

En attendant, prendre ensemble 3 granules de chacun des médicaments suivants quatre fois par jour :

- ARNICA MONTANA 5 CH
- ACTEA RACEMOSA 9 CH
- MAGNESIA PHOSPHORICA 9 CH

Mes règles sont très abondantes

Pareillement, vous devez vous assurer que tout va bien sur le plan gynéco. Voici une petite recette !

- LACHESIS 9 CH
- CHINA 9 CH
- SABINA 5 CH

Faites votre petit mélange, 3 granules de chaque pris ensemble toutes les heures.

Mes règles me dépriment

Dans votre cas, je prescrirai SEPIA 9 CH, 3 granules une fois par jour, durant vos règles.

À RETENIR

GROS PLAN : SEPIA

C'est l'occasion de faire connaissance avec un médicament homéopathique que nous retrouverons souvent en gynécologie, SEPIA.

C'est l'encre de seiche.

La « femme SEPIA *» équilibrée (souvenez-vous que c'est une caricature) est formidable, sportive, attentionnée avec ses enfants et son entourage, dynamique, toujours dans l'action. Pour se sentir bien, elle a besoin d'activités physiques, sport, marche rapide, danse ; l'exercice physique permet de faire circuler le sang et de désengorger le système veineux hépatique (complémentaire,* NUX VOMICA*).*

Lorsqu'elle décompense, du fait de TROP de travail, d'enfants, de grossesses, de trahisons, de fatigue..., on décrit une femme brune et mince, fatiguée et triste, ayant des troubles des règles. Le teint est jaunâtre. Elle s'habille avec des couleurs foncées, et ne se maquille guère. Elle souffre de migraines et de désordres hépatiques. Elle est pessimiste, irritable, surtout avec ses proches. Plus tard, elle devient indifférente à son entourage.

Les mycoses vaginales

Elles font suite, la plupart du temps, à des prises d'antibiotiques, des erreurs diététiques (abus de produits laitiers par exemple), ou un usage immodéré de savons et détergents. C'est une simple question d'écologie, la flore vaginale est abîmée, des hôtes indésirables peuvent s'installer et proliférer librement : il s'agit souvent du fameux CANDIDA

ALBICANS. Lorsqu'elles récidivent, un traitement homéopathique de terrain est indispensable, mais voici quelques pistes pour les crises :
Prenez 3 granules de l'un ou l'autre des médicaments suivants, trois fois par jour :
SEPIA 5 CH dans tous les cas.
HELONIAS 5 CH : pertes épaisses, grumeleuses et irritantes.
BORAX 5 CH : avec ulcérations au niveau de la vulve.
HYDRASTIS 5 CH : pertes épaisses, jaunâtres et filantes.
Localement, un ovule au calendula au coucher.
Pour le terrain, en attendant votre rendez-vous chez l'homéopathe, MONILIA ALBICANS 9 CH, une dose par semaine.

La grossesse ou petit livre de bord pour neuf mois de bonheur !

CONSULTATION

« Bonjour, docteur !
Vous avez déjà deviné ? »

Oui, je le vois à votre sourire, vous êtes enceinte !
Je vais vous accompagner discrètement durant ces quelques mois afin d'atténuer les petits désagréments qui pourraient ternir ces moments privilégiés. Il n'y a aucune contre-indication à prendre de l'homéopathie contrairement aux médicaments classiques, à l'aromathérapie et parfois à la phytothérapie.

Premier Trimestre

Fatigue, fringales, nausées et vomissements : la diététique peut arranger bien des choses. Vous avez quand même des nausées ?

Choisissez l'un ou l'autre de ces médicaments selon les signes, combinez-les au besoin, prenez-les par 3 granules avant les repas ou collations.

IPECA 5 CH : les nausées sont importantes, ne sont pas soulagées par les vomissements, et s'accompagnent d'éructations. La langue reste propre, la salivation est augmentée.

IGNATIA 5 CH : les nausées sont aggravées à la vue et à l'odeur des aliments. Elles sont améliorées en mangeant. Vous êtes souvent nerveuse et anxieuse.

SEPIA 5 CH : les nausées sont aggravées à la vue des aliments, par les odeurs, et à l'idée de manger.

SYMPHORICARPUS 4 CH : les nausées sont aggravées au moindre mouvement, et s'accompagnent fréquemment de malaises et vertiges.

COCCULUS 5 CH : les nausées apparaissent à la vue et à l'odeur des aliments, et sont aggravées dans les transports (voiture, train...).

NUX VOMICA 5 CH : les nausées sont calmées par les vomissements. La langue est blanche.

Je suis si fatiguée !

Cette fatigue est normale, elle fait partie du processus d'adaptation entre vous et votre bébé. Si elle est très invalidante, essayez KALIUM PHOSPHORICUM 15 CH, trois doses à une semaine d'intervalle.

Ma peau devient un peu vilaine

Le fameux masque de grossesse ?

Il est temps de prendre SEPIA, en 5 CH matin et soir si votre moral est bon, en 9 CH au coucher si vous vous sentez lasse, lourde, en un mot si vous vous traînez.

CONSEIL

ÉVITEZ autant que possible les sucres rapides, et ce, dès le petit déjeuner ; eh oui, exit la confiture.
Une tartine de pain (non blanc si possible), du bon et vrai beurre, un peu de fromage ou de jambon, ou si le salé vous rebute, quelques carreaux de chocolat noir et cinq amandes pour le magnésium feront l'affaire.
Fractionnez les prises alimentaires, une collation à 10 heures, une autre à 16 heures, en évitant les sucreries et autres barres chocolatées, mangez un petit peu moins aux principaux repas.
Et bien sûr, que de l'eau !

CONSEIL

Très important, lorsque vous dormez ou que vous vous reposez, pensez bien à vous coucher sur le côté gauche pour éviter que Bébé ne comprime la veine cave et gêne la circulation de retour.

Deuxième Trimestre

Si tout va bien, c'est une vraie lune de miel ; bébé commence à bouger par petites touches discrètes et n'est pas encore trop encombrant !
Vos rondeurs vous vont à ravir, la fatigue s'est estompée, que du bonheur !
S'il n'y avait...

Les jambes lourdes

Divers facteurs contribuent à ce phénomène, l'augmentation du volume sanguin, la diminution de contractilité des veines... et peut-être faites-vous un peu moins d'exercice !
Déplacez-vous à pied si possible, pour stimuler votre système veineux, et...
En homéopathie, HAMAMELIS COMPOSÉ, 3 granules trois fois par jour ; ajoutez LACHESIS 5 CH si vous avez tendance aux hématomes.

La constipation

Essayez ce petit mélange : SEPIA, ALUMINA et BRYONIA, les trois en 4 CH, 3 granules de chaque trois fois par jour.
Si vous souffrez également d'hémorroïdes, ajoutez LACHESIS 5 CH et COLLINSONIA 4 CH.
Je vous rappelle la règle d'or, espacez les prises dès que cela s'arrange, puis arrêtez au bout de quelques jours.

Les crampes

Essayez en première intention CUPRUM METALLICUM 5 CH, 3 granules trois fois par jour ; si cela ne suffit pas, ajoutez MAGNESIA PHOSPHORICA 5 CH.
Pensez à prendre au petit déjeuner chocolat noir et amandes pour faire le plein de magnésium.

Les vergétures

C'est le moment de faire de la prévention si votre peau est fragile. Après la douche, sur peau encore humide, faites un massage à l'huile d'amandes douces.

ATTENTION

Pensez bien à utiliser des huiles et cosmétique BIO sans paraben et autres additifs dangereux pour vous et Bébé.

Le spleen du deuxième trimestre

« Je ne sais pas ce qui se passe, je déprime, je me sens seule au monde, abandonnée, je me sens moche, grosse, je deviens émotive, je pleure pour un rien ! »

Les hormones y sont certainement pour quelque chose ! Essayez PULSATILLA 15 CH, trois doses à une semaine d'intervalle, et si cela ne suffit pas, passez me voir, ne laissez pas cet état s'installer et vous gâcher ces délicieux moments.

CONSULTATION

Troisième trimestre

Plus que trois mois ou « encore trois mois » ! Cela dépend des jours.
Bébé est bien formé, il est en pleine maturation pour être fin prêt au bout de neuf mois.
D'autres petits tracas peuvent se rajouter :

Troubles digestifs et remontées acides

Ces troubles sont d'origine mécanique, l'estomac étant comprimé par l'utérus. Il faut penser à fractionner les repas, et, comme au début, éviter les sucres rapides.
En homéopathie, NUX VOMICA 5 CH, IRIS VERSICOLOR 5 CH, 3 granules de chaque avant les prises alimentaires.

Les douleurs pelviennes

Tiraillements, douleurs musculaires et ligamentaires sont légion durant cette période, ménagez votre dos, attention à la cambrure qui s'accentue.

Pour limiter ces petites douleurs, ARNICA MONTANA 5 CH, SEPIA 4 CH et CALCAREA FLUORICA 4 CH ensemble trois fois par jour, à espacer dès amélioration.
Ajoutez HELONIAS 4 CH si cela vous rend irritable et si les douleurs tirent vers le dos.

CONSEIL

Vous êtes inquiète ? C'est bien normal, c'est une grande aventure, et comme par hasard, toutes les copines, tantes, bref, toutes les mères choisissent ce moment-là pour vous raconter leur expérience ; et plus c'est sanguinolent, plus elles en rajoutent. Rassurez-vous, avec l'homéopathie, c'est plus facile, et dans la plupart des cas, on oublie très vite tant les suites sont merveilleuses, surprenantes, et émotionnellement intenses.

J'ai peur de l'accouchement, j'ai du mal à dormir

Si vous êtes trop anxieuse, pensez simplement à GELSEMIUM 9 CH, 3 granules trois fois par jour. Pour mieux dormir, ajoutez au besoin PASSIFLORA COMPOSÉ, 5 granules au coucher. Mais personnellement, j'ai vécu ces petits troubles du sommeil comme un entraînement pour la suite.

La préparation à l'accouchement et les suites

À démarrer six à huit semaines avant le terme

- Les « courses » de base

ACTEA RACEMOSA 9 CH, une dizaine de doses
ARNICA MONTANA 5 CH, 3 tubes granules
ARNICA MONTANA 15 CH, une dose
CAULOPHYLLUM 4 CH, 1 tube granules
CHAMOMILLA 15 CH, 1 tube granules
CHINA 9 CH, une dose
KALIUM PHOSPHORICUM 15 CH, une dose
STAPHYSAGRIA 7 CH, 1 tube granules

- Deux mois avant la date prévue

ACTEA RACEMOSA 9 CH, une dose par semaine.
Huit à dix jours avant la date prévue, ou plus simplement quand vous vous sentez au bord de l'explosion, quand vous commencez à arranger la chambre de Bébé, à faire votre nid en quelque sorte, prenez les deux médicaments suivants, un le matin, un le soir :

CAULOPHYLLUM 4 CH
ARNICA 5 CH

- Le jour J, dès que le travail commence, prenez une dose d'ACTEA RACEMOSA 9 CH, puis filez à la maternité. Sur place, continuez avec CAULOPHYLLUM et ARNICA ensemble tous les quarts d'heure. Les sages-femmes sont généralement très favorables à l'homéopathie.

Si les contractions sont trop douloureuses, ajoutez CHAMOMILLA 15 CH.

- Les suites de couches

Restons pratiques ; prenez le jour même si vous le pouvez une dose de CHINA 9 CH ; cela limitera la fatigue et les saignements ; puis une dose d'ARNICA 15 CH (c'est quand même un sacré effort qui mérite ce magnifique médicament « suite de traumatisme »).
Vous avez été suturée, que ce soit sur une épisiotomie, ou, sait-on jamais, si vous avez dû subir une césarienne ; pour accélérer la cicatrisation, STAPHYSAGRIA 7 CH, 3 granules une fois par jour durant une semaine.
Vous êtes vidée, fatiguée : KALIUM PHOSPHORICUM 15 CH, une dose.
Si en plus vous transpirez la nuit : TUBERCULINUM 15 CH, une dose.

- Le baby blues

La fatigue est intense, vous avez peur de ne pas savoir comment faire, les visites se multiplient et vous agacent, vous avez désespérément envie d'être seule et tranquille avec votre petit : c'est le baby blues.

Ménagez votre espace et votre environnement, vous vivez un moment exceptionnel, profitez-en, et prenez SEPIA 15 CH, 5 granules le matin.

- Le périnée

La tonicité du périnée ne se récupère pas du jour au lendemain, et certaines d'entre nous restent définitivement « relâchées » suite à l'accouchement. Des séances de kinésithérapie sont prévues pour cela, ne vous en privez pas, mais parfois, cela ne suffit pas.
Au moindre doute : SEPIA 4 CH et CALCAREA FLUORICA 4 CH, 3 granules de chaque pris ensemble, trois fois par jour.

L'allaitement

Vécu comme une épreuve par certaines, tendres et doux moments pour d'autres, l'allaitement est une chose simple, naturelle ; oubliez les stérilisateurs, chauffe-biberons et autres gadgets. Laissez-vous conseiller à la maternité, et au besoin, contactez une association comme la Leche League par exemple.
Laissez-vous guider par les besoins de Bébé ; répondez simplement à ses demandes. Le nouveau-né n'est jamais capricieux. C'est un moment d'intimité rare entre la maman et son petit, où l'instinct doit pleinement jouer son rôle.

- Quelques trucs et astuces en homéopathie

Pour favoriser la montée de lait, trois fois par jour, en mélange :
PULSATILLA 4 CH, RICINUS 4 CH et CALCAREA CARBONICA 4 CH, 3 granules de chaque trois fois par jour, et buvez BEAUCOUP, BEAUCOUP d'eau.

LES TRUCS DU MICRONUTRITIONNISTE

Femme enceinte et carences

Les carences en fer et en folates (vitamine B9) sont très fréquentes chez les femmes en âge de procréer ; cela peut entraîner, entre autres, de la fatigue, une baisse de l'immunité et des performances cérébrales (attention, mémoire), ainsi que des troubles nerveux notamment pour le fœtus, avec risque non négligeable de malformations. Une alimentation plus riche en aliments pourvoyeurs en fer et en folates (boudin noir, foie, viande rouge et foie de volaille, levure de bière, par exemple) ou une complémentation en fer et en folates pourra pallier ces problèmes.

Des carences en magnésium et en acides gras de poisson (notamment le DHA) peuvent aussi entraîner, chez la mère comme chez le bébé, des troubles nerveux, tels que hyperexcitabilité, nervosité excessive, ou au contraire des signes dépressifs.

Une carence en iode, très fréquente si on habite loin de la mer et que l'on ne consomme pas souvent des fruits de mer (notamment coquillages), peut entraîner des troubles de la croissance et du système nerveux.

Crevasses et fissures du mamelon : trois fois par jour, en mélange : ARNICA 5 CH, PHYTOLACCA 5 CH. Localement, vous pouvez appliquer de la pommade au CASTOR EQUI entre les tétées.

Les seins sont tendus et douloureux : PHYTOLACCA 5 CH, trois fois par jour.

L'un des seins devient rouge et douloureux : c'est probablement un abcès. Il faut consulter. En attendant : BELLADONNA 5 CH, 3 granules toutes les demi-heures.

Vous sentez que l'allaitement vous épuise, REXORUBIA®, une cuillère à café trois fois par jour.
Vous reprenez le travail, vous avez du mal à vous organiser, le tire-lait est une usine à gaz...
Vous pensez sérieusement au sevrage, surtout ne culpabilisez pas ; RICINUS 30 CH, PULSATILLA 30 CH, CALCAREA CARBONICA 9 CH, 3 granules de chaque pris ensemble, trois fois par jour, aideront à stopper la lactation.

La ménopause

Les cycles deviennent irréguliers, le sommeil capricieux, les bouffées de chaleur tant redoutées font leur apparition, vous commencez à prendre du poids...
Ressaisissez-vous, il n'y a pas de fatalité !

Les bouffées de chaleur

Je propose souvent ce petit mélange ; il donne de bons résultats dans la plupart des cas :

LACHESIS 5 CH
GLONOÏNE 5 CH
VERATRUM VIRIDE 5 CH
BELLADONNA 5 CH

Deux granules de chaque, ensemble, matin et soir et dès qu'une bouffée de chaleur se produit. Elles devraient s'espacer puis disparaître.

On peut les prendre en tubes séparés ou mieux, commander le mélange à la pharmacie (3 granules du mélange par prise).

Dès les premières irrégularités de cycle, on peut tenter de régulariser avec FOLLICULINUM 9 CH dont nous avons parlé plus haut, 20 granules en une prise, ou une dose une fois par semaine.

Vous devenez irritable, un peu nerveuse, essayez LACHESIS 9 CH, 5 granules matin et soir, cela devrait vous apaiser.

• Je prends du poids, INEXORABLEMENT

C'est un peu normal, votre métabolisme change doucement et se rapproche de celui des messieurs, vous savez, la petite bedaine !

Il va falloir modifier vos habitudes alimentaires, et vous désintoxiquer du sucre.

Ce sont en effet les sucres rapides qui favorisent la prise de poids au niveau du ventre.

ATTENTION

L'intérêt n'est pas seulement esthétique, la graisse abdominale favorise les maladies cardio-vasculaires et l'hypertension. Je vous y aiderai, nous en reparlerons dans le chapitre « Nutrition ». En attendant, exit les petits chocolats, gâteaux et Gummi Bears !

LA CHRONIQUE DE MICHÈLE FREUD

50 ans... le bel âge de la femme ?

Il nous faut l'admettre : notre société voue un culte aux traits lisses et à la sveltesse ; la ménopause, hier une fatalité, est aujourd'hui, dans ce souci d'absolu jeunisme, combattue avec acharnement. Pour rester jeune à tout prix, la « quinqua » se renseigne, agit et réagit avec une détermination sans faille.

Même si elle apprend qu'il y a lieu de sublimer cette étape de vie en misant sur la sagesse, l'expérience et la finesse d'esprit, secrets de l'éternelle jeunesse pour certains fatalistes, elle n'adhère pas pleinement à ce discours en voyant son image se ternir et surtout son corps s'épaissir. À cet âge charnière, une Européenne sur deux prendrait en effet au moins 8 kilos.

La ménopause fait-elle réellement grossir ?

Bouleversement hormonal, réduction des dépenses énergétiques et facteurs psychologiques sont au cœur de la problématique de cette prise de poids.

Du fait de l'arrêt de la fonction ovarienne, le corps de la femme se modifie : un tissu adipeux se développe autour du ventre et de l'estomac augmentant le tour de taille.

Le métabolisme de base diminue progressivement avec l'âge et nous dépensons de moins en moins d'énergie. La ménopause s'accompagne souvent d'une sédentarité accrue. Par ailleurs, on ne modifie pas forcément le contenu de son assiette, les entrées sont donc plus importantes que les sorties. C'est ainsi que l'on grossit.

La cinquantaine est une période de haute vulnérabilité sur le plan psychologique. Outre les différents désagréments physiologiques, la femme doit assumer un certain nombre de deuils : perte de la capacité de fécondité, de séduction, du pouvoir professionnel, départ des enfants, etc. l'incitant souvent à manger à titre de compensation.

→

LA CHRONIQUE DE MICHÈLE FREUD

Comment mieux vivre sa ménopause ? Quelques conseils pratiques

– Évitez tout régime draconien et mettez en place une stratégie avec une diététique bien comprise.

– Veillez à avoir une alimentation diversifiée, riche en vitamines : privilégiez des aliments contenant vitamines C (agrumes, pommes de terre, choux-fleurs, kiwis) et E (germes de céréales, soja, choux, céréales complètes et huiles végétales), sélénium (blé germé, céréales complètes, oignons) qui ont une action sur les radicaux libres.

– Songez à réduire d'une façon générale la consommation en graisse et à augmenter la ration en protéines (poisson et viande maigre).

– Augmentez les doses de calcium (laitages) pour la prévention de l'ostéoporose, responsable du tassement vertébral et des fractures du col du fémur.

– Pratiquez une activité physique régulière bien adaptée à vos possibilités physiques et physiologiques en insistant sur le renforcement musculaire de certaines parties du corps.

À la cinquantaine, la peau se fragilise et certaines zones du corps comme la face interne des cuisses, des bras et de l'abdomen ont tendance à s'affaisser. Le sport, raisonnablement compris et adapté, entretient un dynamisme intellectuel et physique tout à fait favorable.

– Ayez une bonne hygiène de vie et apprenez à vous reposer, à gérer le stress, à bien respirer et à marquer des pauses pour vous détendre.

– Réduisez considérablement la consommation d'alcool et de tabac.

– Soignez votre visage, votre corps (massages, soins esthétiques). L'absence de sécrétion des œstrogènes entraîne un appauvrissement de la peau en fibres élastiques et en collagène. L'épiderme a ainsi tendance à s'affiner, la peau à se dessécher et à tirailler.

– Préoccupez-vous davantage de vous, soyez à l'écoute de vos propres désirs et, surtout, faites-vous plaisir.

Ophtalmo

- *Fatigue oculaire*
- *Sécheresse oculaire*
- *Conjonctivites*
- *Orgelets*

La fatigue oculaire

CONSULTATION

« Docteur, je travaille sur écran toute la sainte journée, mes yeux sont « explosés » le soir ! »

C'est bien normal, vous faites travailler une quantité de petits muscles, que ce soit pour les mouvements du globe oculaire proprement dits, que pour les efforts d'accommodation. Vous connaissez déjà notre médicament ARNICA ; il travaille entre autres sur le muscle ; prenez-le en fin de journée, 3 granules en 5 CH.

Mais pour être plus complète :
Fatigue avec œil rouge : ARNICA MONTANA 5 CH.
Fatigue avec œil rouge après des travaux fins et précis : RUTA 5 CH.
Fatigue suite à des excès d'écran, pour les professionnels : ONOSMODIUM 5 CH pour une fatigue sans rougeur avec céphalées frontales, et/ou JAMBORANDI 5 CH, avec troubles de l'accommodation et parfois spasmes des paupières.

Dans ces cas, 3 granules trois fois par jour avec possibilité de combiner les médicaments.

La sécheresse oculaire

Différents cas se présentent :

- Soit c'est chronique, comme parfois chez la personne âgée, on pensera alors à ALUMINA, les autres muqueuses sont sèches, à tester au long cours, en 4 CH, 3 granules matin et soir.
- L'œil est sec et irrité de manière occasionnelle, testez NATRUM MURIATICUM 5 CH et APIS 5 CH, les deux ensemble trois fois par jour.

Conjonctivites

Elles sont virales la plupart du temps, parfois mécaniques, suite à une irritation chronique (comme la conjonctivite de l'œil gauche chez le conducteur qui garde sa fenêtre ouverte), bactériennes par surinfection, allergiques...

Conjonctivite au stade inflammatoire

L'œil est rouge et redoute la lumière (photophobie).
ACONIT 15 CH : si le début est brutal, après exposition à un vent froid et sec, par exemple. Une dose unique.
BELLADONNA 5 CH : photophobie, hypersensibilité, œil très rouge. Trois granules toutes les heures.
APIS MELIFICA 9 CH : avec œdème, douleurs piquantes et brûlantes, améliorées par des applications de compresses froides. Trois granules toutes les heures.

EUPHRASIA 5 CH : avec larmoiement irritant. Trois granules toutes les heures.

Vous pouvez, bien entendu, combiner ces médicaments.

Lavages oculaires au CALENDULA (vous pouvez commander la préparation à votre pharmacien).
CALENDULA TM
EUPHRASIA TM
4 à 5 gouttes dans 15 ml de sérum isotonique

Conjonctivite avec sécrétions

PULSATILLA 5 CH : la conjonctivite n'est pas irritante, mais abondante. Les symptômes sont améliorés à l'air frais.
ARGENTUM NITRICUM 5 CH : l'écoulement est abondant, non irritant avec démangeaisons et gonflement de l'angle interne de l'œil.
HEPAR SULFUR 7 CH : sensation d'écharde, de meurtrissure au niveau de l'œil. La sécrétion est épaisse, purulente, teintée de sang.
MERCURIUS SOLUBILIS 5 CH : tendance à l'ulcération, écoulement abondant et corrosif.

Prenez ces médicaments, seuls ou combinés, par 3 granules, trois fois par jour.

Les orgelets

Voici ce que vous pouvez tester :
STAPHYSAGRIA 7 CH, 3 granules matin et soir.
PULSATILLA 15 CH, une dose par semaine, surtout s'ils sont récidivants.
STAPHYLOCOCCINUM 15 CH, une dose unique.

Orl, bronches et poumons

- *Le rhume*
- *Les otites*
- *L'otite séreuse*
- *Les angines*
- *La toux*
- *L'asthme*
- *La grippe*
- *J'arrête de fumer*

Je vois tous les jours à mon cabinet des petits qui font une cure d'antibiotiques par mois ; les mamans me les amènent, désespérées de les voir enchifrenés en permanence et de courir les cabinets médicaux.
Je travaille alors dans le domaine de la prévention, et leur donne en sus des petites astuces pour aborder si nécessaire nez qui coule, oreilles qui titillent et autres désordres en attendant un avis médical. Celui-ci n'est d'ailleurs plus nécessaire la plupart du temps après quelques prises de granules.

Un peu de prévention !

CONSULTATION

« Mon petit dernier est malade sans arrêt depuis qu'il est entré en maternelle ! »

Voici un aperçu, mais bien sûr, le traitement de terrain reste de mon ressort !

- Il est trapu, un peu rond, transpire facilement, surtout au niveau de la tête, il souffre de rhinopharyngites par temps froid : CALCAREA CARBONICA, une prise par semaine (une dose ou 15 granules en une fois) en 15 CH.
- Il est plutôt longiligne, fatigué et souvent malade en fin de trimestre : CALCAREA PHOSPHORICA, une prise par semaine en 15 CH.
- Il est souvent malade, frileux et un peu fluet : SILICEA 15 CH, une prise par semaine.

À RETENIR

Un médicament homéopathique à part, la THYMULINE

C'est ce que l'on appelle un immunomodulateur. Il intervient dans la prévention des rhinopharyngites à répétition ou des pathologies infectieuses récidivantes liées à une baisse des défenses immunitaires comme l'herpès, par exemple. Il est également susceptible d'aider les grands allergiques (pollinose, asthme).

On peut le prendre durant les cinq à six mois allant de la fin de l'automne au début du printemps, il réduit le nombre et la durée des épisodes infectieux. Une prise par semaine durant un mois, puis une prise par mois jusqu'au printemps.

On utilise en général THYMULINE 9 CH, mais chez le petit enfant et la personne âgée, il est préférable de donner de la 7 CH.

- Il est plus malade par temps humide (automne, printemps), et un peu anxieux : THUYA 9 CH, une prise par semaine.
- Il dort sur le ventre quand il est malade, un peu anxieux (on arrive quand, on mange quand, on va faire quoi ?...), toujours quelque chose qui gigote, les pieds, les mains : MEDORRHINUM 15 CH, une dose par semaine.
- Il a déclenché ses rhinopharyngites suite à un vaccin : SILICEA 15 CH, une dose par semaine, plus particulièrement suite au BCG, VAB 15 CH, une prise par semaine en sus.

Il existe nombre d'autres possibilités, l'observation doit être fine, l'interrogatoire complet.

À RETENIR

GROS PLAN : ECHINACEA

*Les enfants fragiles, mais également les adultes très exposés aux virus (enseignants par exemple) pourront bénéficier d'*ECHINACEA D3*, 3 granules tous les jours.*

Cette plante magnifique (dont je fais la culture) agit en prévention selon ce schéma, mais également en curatif ; voici une petite recette pour l'adulte uniquement :

Si vous êtes grippée, enrhumée, achetez-la en teinture mère en pharmacie.

*Préparez une infusion de thym, oui, celui du jardin. Faites bouillir un litre d'eau, éteignez, ajoutez quelques brins de thym, couvrez durant dix minutes puis filtrez. Ajoutez une cuillère à soupe de miel, le jus d'un demi-citron, et 150 gouttes d'*ECHINACEA *(3 pressions du flacon-pompe). Mettez le tout dans une thermos et sirotez cette potion au cours de la journée, la guérison sera accélérée.*

LES TRUCS DU MICRONUTRITIONNISTE

Vitamine D et santé

La vitamine D est connue depuis longtemps pour ses propriétés favorisant la fixation du calcium sur les os, ce qui permet d'éviter le rachitisme chez les enfants, et l'ostéoporose chez les personnes plus âgées. Des études récentes ont montré également son intérêt indéniable dans le bon fonctionnement du système immunitaire, mais aussi dans la prévention des cancers.

L'aliment le plus riche en vitamine D est sans conteste l'huile de foie de morue, que l'on trouve de nos jours en capsules, et qui est également très riche en vitamine A naturelle, ainsi qu'en si précieux acides gras oméga 3. Les autres aliments riches en vitamine D sont : le foie de veau, le beurre cru, le jaune d'œuf, les poissons gras (sardines, maquereaux, anchois, harengs, rollmops, saumon). Notre peau est capable de fabriquer elle-même de la vitamine D, sous réserve d'être suffisamment exposée au soleil !

Docteur, je suis enrhumée !

Les symptômes ne sont pas causés par le virus lui-même ; ils sont le résultat du combat que mène le système immunitaire contre le virus. Les globules blancs convergent vers la région infectée pour le détruire, ce qui provoque la congestion et l'écoulement. Au besoin, on fait un peu de fièvre pour amplifier le phénomène, le virus déteste la chaleur. La toux sert à expulser le mucus excédentaire.
Plutôt que d'empêcher cette réaction (stratégie de l'allopathe), l'homéopathie l'amplifie par touches discrètes

avec un « toxique » dilué qui agit dans le même sens, et ce pour optimiser la lutte et en raccourcir la durée.

Prenez les granules toutes les deux heures au début, puis espacez les prises quand les symptômes s'améliorent. Si les signes changent, adaptez !

Vous pouvez également combiner les médicaments et les prendre ensemble.

Le nez est complètement bouché : SAMBUCUS 5 CH.
L'écoulement est clair et s'accompagne d'éternuements : NUX VOMICA 5 CH.
Le rhume s'accompagne d'éternuements fréquents, avec larmoiements et chatouillis au niveau des narines et du palais : SABADILLA 5 CH (excellent également pour le rhume des foins).
L'écoulement est clair et irritant (le nez est rouge), et s'accompagne parfois de toux sèche à l'intérieur de la maison et au lit : ALLIUM CEPA 5 CH.
L'écoulement est jaune, surtout le matin : PULSATILLA 5 CH.
L'écoulement est verdâtre : KALIUM BICHROMICUM 4 CH.

Vous êtes un peu perdue ? Prenez plus simplement ALLIUM CEPA COMPOSÉ toutes les deux heures.

CONSEIL

Pour une oreille douloureuse (la plupart du temps, c'est une otite congestive), essayez ce petit mélange en attendant le médecin, 3 granules de chaque toutes les heures :
FERRUM PHOSPHORICUM 5 CH
ARSENICUM ALBUM 5 CH
CAPSICUM 5 CH
BELLADONNA 5 CH

Les otites

L'otite moyenne aiguë est une inflammation de la muqueuse des cavités de l'oreille moyenne. Elle survient la plupart du temps au décours d'une rhinopharyngite. Elle est parfois bactérienne, mais le plus souvent virale.

L'otite séreuse

L'otite séreuse c'est uniquement la présence derrière un tympan normal, au sein des cavités de l'oreille moyenne, d'un épanchement plus ou moins fluide.

CONSEIL

Non ! l'otite séreuse ne rend pas sourd définitivement, mais elle entraîne une surdité réversible spontanément ou sous traitement. Un tiers des enfants font des otites séreuses durant l'hiver, qui guérissent sans aucun traitement en quelques semaines. En revanche, il faut faire un contrôle clinique (impédance métrique et audiométrique) deux, trois mois plus tard. Si elle persiste, il convient de débuter un traitement homéopathique. Celui-ci fait appel au traitement de terrain, et est donc du ressort de l'homéopathe.

Les angines

« DOCTEUR, J'AI MAL À LA GORGE ! »

Une angine !

Passez me voir.

Les angines sont virales à 70 % environ, mais certaines d'entre elles sont causées par des germes de la famille des streptocoques, responsables de complications. Il n'est cependant pas nécessaire de « couvrir » toutes les angines par des antibiotiques. Cela peut même s'avérer dangereux sur le plan « écologique », car à long terme, ceux-ci deviendront inefficaces, les microbes peu dangereux auront été éradiqués, et seuls resteront les plus offensifs. Nous ferons un test rapide (TDR) pour savoir si c'est un streptocoque à risque.

En attendant, prenez ce petit mélange, 2 granules de chaque tube par prise, une prise toutes les heures :

- BELLADONNA 5 CH
- MERCURIUS SOLUBILIS 5 CH
- FERRUM PHOSPHORICUM 5 CH

Si la douleur irradie vers les oreilles, ajoutez :
PHYTOLACCA 5 CH

Si l'angine est localisée à gauche, ajoutez :
LACHESIS 5 CH

Si c'est à droite :
LYCOPODIUM 5 CH

« Oui, mais c'est la quatrième angine de l'année, on me prescrit des antibiotiques à chaque fois ! »

CONSULTATION

Nous allons donc travailler sur un traitement de fond, il y a de nombreuses possibilités, je peux même vous prescrire des dilutions de streptocoque, STREPTOCOCCINUM 15 CH que je donne généralement une fois par mois. Eh oui, l'homéopathie n'est pas faite que de plantes !

La toux

ATTENTION

La toux est un symptôme qui se respecte, à moins qu'elle ne soit sèche et irritative ; ne jamais donner un médicament antitussif sur une toux grasse, surtout chez le bébé ou la personne âgée. Il ou elle risquerait de se « noyer » dans ses sécrétions.

Elle peut être sèche, grasse, être liée à un rhume, à une laryngite, une bronchite, une pneumopathie, ou à une cause plus sérieuse comme de l'asthme, par exemple.

ATTENTION : si la toux persiste, si elle fatigue, si l'on entend des sifflements, bref, au moindre doute, CONSULTEZ !

La toux est associée à un rhume, c'est une rhinopharyngite

Les médicaments de rhume restent les mêmes (*voir supra*). On les choisira selon la nature, la couleur, et les sensations qui accompagnent l'écoulement. La toux qui accompagne ces symptômes peut tout simplement céder grâce aux mêmes médicaments puisque l'on en traite la cause.

Si vous êtes un peu perdue, prenez ARUM TRIPHYLLUM COMPOSÉ, 3 granules toutes les heures au début.
La toux est rauque, voire aboyante, c'est une laryngite

La laryngite banale aiguë répond bien à ce petit mélange :
ACONIT 15 CH, une dose

Puis SAMBUCCUS 5 CH
SPONGIA TOSTA 5 CH
Trois granules de chaque, pris ensemble tous les quarts d'heure. Espacez les prises dès que cela s'arrange.

La toux est sèche, parfois douloureuse, c'est probablement une trachéite

Il s'agit d'une inflammation de la trachée, cela provoque une toux réflexe.

- BRYONIA ALBA 5 CH
- RUMEX CRISPUS 5 CH
- STICTA PULMONARIA 5 CH

Trois granules de chaque, pris ensemble toutes les heures.

Si la douleur est brûlante, ajoutez CAUSTICUM 4 CH.

La toux est quinteuse avec parfois des nausées
Prenez PERTUSSINUM 30 CH, une dose, puis 3 granules de chacun de ces médicaments, ensemble toutes les heures :

- COCCUS CACTI 5 CH
- IPECA 5 CH
- DROSERA 5 CH

La toux est grasse et vous crachez des glaires plus ou moins difficilement. Il s'agit probablement d'une bronchite
CONSULTEZ !
En attendant, vous serez soulagée avec IPECA COMPOSÉ, 3 granules toutes les heures.

CONSULTATION

Cas particulier !

« Ma petite tousse depuis des semaines la nuit, nous avons vérifié, tout va bien, nous sommes allés chez le pneumologue, chez l'allergologue, il n'y a pas d'asthme, tout va bien, je ne comprends plus ! »

Il s'est passé quelque chose de particulier à l'école, dans la famille, ces derniers temps ?

CONSULTATION

« Elle a eu un petit frère, mais tout va bien, elle s'occupe de lui, elle l'adore. »

Il faut bien qu'elle exprime son désarroi d'une manière ou d'une autre ! Cette toux est un mode d'expression, involontaire, bien sûr. Essayez HYOSCYAMUS 15 CH, 5 granules au coucher, les nuits de toute la famille devraient être apaisées.

L'asthme

Je n'ai nulle prétention à vouloir soigner votre asthme en quelques lignes, même si je « m'y attaque » en tant que médecin homéopathe lors de mes consultations. C'est une maladie complexe, multifactorielle, et il y a autant d'asthmes que d'asthmatiques. Mais dans tous les cas, passez me voir, l'homéopathie est très efficace en traitement de terrain, et si vous suivez bien votre protocole, vous devriez faire de moins en moins de crises.

En attendant, et bien sûr, en sus de votre traitement allopathique :
Ajoutez SANTAHERBA, c'est un mélange tout fait que vous pouvez trouver en gouttes, prenez-le quotidiennement, c'est ce que l'on nomme un médicament draineur.
En cas de crise classique, en plus de l'aérosol, ou en prévention d'une crise avant l'effort, un entraînement

sportif par exemple, vous pouvez tester ARSENICUM ALBUM 5 CH 3 granules toutes les dix minutes.

Si votre asthme se manifeste plutôt sous forme de toux spastique, CUPRUM 5 CH selon le même schéma.
Vous pouvez les combiner, et ajouter éventuellement IPECA 5 CH, mais j'insiste, ne soignez ni votre asthme ni celui de votre petit toute seule ; il faut voir un médecin, et en homéopathie, un traitement de terrain est indispensable...

ATTENTION

La grippe

CONSULTATION

« Bonjour, docteur !
C'est l'automne, et l'on parle beaucoup de la grippe, de la prévention ; qu'en pensez-vous ? »

La meilleure prévention, c'est votre bonne santé actuelle. Travaillons si nécessaire sur votre terrain si vous vous sentez vulnérable. Certains donnent également une prévention spécifique avec un médicament homéopathique fabriqué à partir du vaccin antigrippal de l'année, INFLUENZINUM : 10 granules en une prise une fois par semaine durant un mois, puis une fois par mois durant toutes la mauvaise saison.
Chez les petits fragiles, ou pour leur maîtresse, ECHINACEA D 3 en granules, 3 tous les matins d'école (comme un petit rituel avant de franchir la porte de la maison).

• Mais l'homéopathie marche très vite et très bien en curatif : Vous vous sentez anormalement fatiguée, un peu fourbue, prenez une dose d'OSCILLCOCCINUM®.
Si cela évolue néanmoins, dès les premiers symptômes, SERUM DE YERSIN 15 CH, une dose ou 20 granules en une

prise, puis combinez l'un ou l'autre des médicaments suivants selon les signes, 3 granules de chaque ensemble toutes les heures, puis espacer dès amélioration :

- GELSEMIUM 9 CH : la fièvre est élevée, abattement, prostration, absence de soif, douleurs au niveau du front, de l'occiput, et parfois de la nuque. Le pouls est mou, et lent malgré la fièvre élevée.
- EUPATORIUM PERFOLIATUM 9 CH : le patient est assoiffé d'eau froide, et se plaint de douleurs musculaires, articulaires et surtout osseuses, ce qui le distingue des autres cas. Les globes oculaires eux-mêmes sont douloureux. Un rhume et une toux irritative accompagnent souvent ces symptômes.
- RHUS TOXICODENDRON 5 CH : fièvre d'installation progressive, douleurs musculaires et articulaires avec tendance à l'enraidissement. Le patient est agité, remue dans son lit à la recherche d'une place ou d'une position qui le soulagerait. Un herpès ou des maux de ventre accompagnent souvent les autres symptômes.
- BRYONIA ALBA 9 CH : là au contraire, le malade recherche l'immobilité absolue pour calmer ses maux ; on retrouve des douleurs articulaires, musculaires, et souvent une toux trachéale douloureuse qui l'oblige à se tenir les côtes pendant qu'il tousse.
- FERRUM PHOSPHORICUM 5 CH : la fièvre est peu élevée. On retrouve souvent des toux irritatives, des douleurs d'oreilles avec, au niveau des organes concernés, une tendance à l'inflammation et à l'hémorragie.

CONSEIL

La convalescence est un temps de repos, de récupération qu'il faut impérativement respecter si l'on ne veut pas rechuter ou « accueillir » tous les virus qui passent par la suite.

• La convalescence

Bien s'hydrater, manger léger et varié et se tourner éventuellement vers la phytothérapie avec par exemple : AVENA SATIVA, l'avoine, que je prescris généralement en teinture mère ; c'est un excellent fortifiant. Chez l'adulte, 50 gouttes par jour dans un verre d'eau durant un mois. ELEUTHEROCOCCUS, également en teinture mère, est ce que l'on nomme une plante adaptogène tout comme le ginseng ; elle permet une meilleure réaction au stress, aux agressions en tout genre, y compris microbiennes. Chez l'adulte, 100 gouttes par jour dans un verre d'eau durant six semaines.

Le tabac

CONSULTATION

« Docteur, ça y est, je me suis décidée, j'arrête de fumer, j'ai peur d'échouer, peur de grossir… ! »

Et pour ce qui est de la prise de poids, il n'est pas question de basculer d'une toxicomanie vers une autre, celle de la nourriture, et généralement de la mauvaise (sucreries et autres toxiques) ; il est normal de prendre un à deux kilos quand on arrête de fumer. La cigarette augmente très légèrement le métabolisme, donc les dépenses énergétiques. De plus, ce léger surpoids ne sera guère visible car réparti harmonieusement. Ce qui fait généralement dire aux amis que l'on rencontre : « Tu as bonne mine ; c'est depuis que tu as arrêté de fumer ? »

Vous êtes prête, vous avez jeté tous les fonds de paquets, vous avez prévenu tout le monde ?
Alors c'est PARTI !

Prenez matin et soir :
NUX VOMICA 9 CH et ANACARDIUM ORIENTALE 9 CH
3 granules de chaque ensemble.
Si vous êtes très nerveuse, ajoutez ARGENTUM NITRICUM 9 CH.
Si vous êtes très anxieuse, remplacez-le par GELSEMIUM 9 CH.
Si vous êtes très très frustrée, STAPHYSAGRIA 15 CH.

Dans la journée, gardez TOUJOURS à portée de main ANACARDIUM ORIENTALE.

C'est celui que vous prendrez dès que l'idée même d'une cigarette, ou de sa compensation par du chocolat, vous passe par la tête.
Vous connaissez *Tintin au Tibet*, le livre ; vous souvenez-vous de l'image du Capitaine Haddock un ange sur l'épaule, un diablotin sur l'autre quand il veut boire « rien qu'une petite gorgée » ? Cet état d'indécision, quand le pour et le contre s'affrontent, est une parfaite indication d'ANACARDIUM. Vous pouvez en prendre autant que nécessaire. Cinq, quinze fois... voire plus. Vous verrez, vous en aurez de moins en moins besoin au fil des jours.

LA CHRONIQUE DE MICHÈLE FREUD

Pour en finir avec la cigarette

Comment mettre en place une stratégie efficace :

- Fixez-vous une date cible pour arrêter, par exemple votre anniversaire, le premier jour de l'année ou un moment mémorable.

- Deux ou trois semaines avant cette date, préparez-vous à arrêter et commencez par modifier votre routine de fumeur :

- Décidez à l'avance du nombre de cigarettes que vous allez fumer durant votre journée.

- Changez par exemple de marque de cigarettes, utilisez celle qui vous déplaît le plus. Optez pour une marque à basse teneur en goudron et en nicotine. Cela vous aidera à réduire votre dépendance physique à l'égard de la cigarette.

- Commencez, avant votre sevrage, par vous mettre en forme physique ; choisissez par exemple d'effectuer quinze minutes d'exercice physique trois fois par semaine.

- Tenez un carnet de bord, il vous aidera à mettre en place votre plan de sevrage. Votre carnet vous permettra de préciser de façon concrète un certain nombre de repères.

- Notez par exemple cinq bonnes raisons de cesser de fumer (économie sensible, haleine plus fraîche, peau moins terne, souffle récupéré, etc.). Dressez votre liste et relisez-la fréquemment.

- Répertoriez dans votre carnet les situations et les événements qui vous incitent à fumer au cours d'une journée.

L'envie de fumer est souvent déclenchée par des situations ou des émotions précises, classez dans le détail toutes ces situations à risque (exemples : l'anxiété générée par la journée qui démarre, le stress des moments de solitude, l'excitation des rencontres sociales, la détente après un repas…).

→

LA CHRONIQUE DE MICHÈLE FREUD

Pour en finir avec la cigarette (suite)

Dressez une liste précise des activités qui se substitueront à votre geste routinier : téléphoner, faire un tour, jardiner, cuisiner, faire quelques pas dans l'appartement, boire de l'eau, répondre à vos mails, etc. Trouvez une activité suffisamment stimulante pour vous faire oublier votre désir de fumer.

– Listez le nombre de cigarettes que vous consommez au cours d'un même repas, d'une pause-café, au téléphone, durant un moment de détente, lorsque vous vivez une situation de stress, lorsque vous travaillez, ou à la maison, etc. Identifiez aussi quelles sont les cigarettes les plus importantes dans une journée (quelle heure ?). Notez ces moments ou ces heures à risque et prévoyez comment les remplacer. Trouvez des activités précises que vous pourrez effectuer par rapport à ces moments précis de la journée ou de la soirée :

– Identifiez par exemple vos besoins remplis par la cigarette.

Besoin de combler un vide, de lutter contre l'ennui, de camoufler une émotion, laquelle ? Que représente la cigarette pour vous : un plaisir, un soutien, une béquille, une aide à la concentration, un anti-stress ?

Après avoir répondu par écrit aux questions ci-dessus, réfléchissez comment vous pouvez réagir autrement. Exemple : vous allumez spontanément une cigarette à 11 heures pour vous aider à vous concentrer en vue d'un travail à terminer. Comment parvenir à vous concentrer sans la cigarette ? Notez dans votre carnet de bord les différentes techniques.

Et puis, n'hésitez pas à vous faire accompagner : médecin, homéopathe, acupuncteur seront une aide précieuse, si vous en éprouvez le besoin durant cette phase sensible.

La clé du succès réside dans votre détermination, dans votre capacité à résister, mais aussi dans votre belle aspiration à vous sentir libre et en pleine forme !

Pédiatrie

- *Petits soucis de nouveau-né*
- *Petits soucis de nourrisson*
- *Maladies infantiles*
- *Le sommeil*
- *Les phobies scolaires*
- *L'adolescence*

Les petits constituent généralement la majorité des patients de l'homéopathe. Les mamans se réjouissent de voir diminuer les prescriptions d'antibiotiques, et constatent une meilleure adaptation aux petites et grandes épreuves (crèche, école, mauvaises saisons...).

L'une de mes amis pédiatres s'est récemment intéressée à l'homéopathie et a débuté en prescrivant des traitements de terrain en pathologie ORL à ses petits patients.
« Certes, mon chiffre d'affaires a baissé, je les vois moins, ils résistent mieux, mais quelle satisfaction » !

SPÉCIAL ENFANT

Comment administrer l'homéopathie au tout-petit

Il est difficile voire dangereux, en raison du risque de fausse-route, de donner des granules au bébé.

L'homéopathe peut prescrire la plupart des médicaments homéopathiques sous forme de poudre (dans notre jargon, on la nomme trituration, abrégée trit.) ou sous forme buvable pour ce qui est des doses (dénomination exacte, dose ampoule buvable, abrégée DAB).

Il est également possible de faire fondre les granules la veille dans un petit biberon d'eau minérale qui sera réparti sur la journée, une dizaine de granules par jour, avec la possibilité de mélanger les différents médicaments prescrits (10 de chaque) ; bien secouer avant chaque prise.

CONSEIL

Dans tous les cas, préparez bien la première consultation, apportez le carnet de santé, notez toutes les habitudes de votre enfant, TOUT intéresse l'homéopathe : comment se sont déroulés la grossesse, l'accouchement, les premiers jours, l'allaitement, les vaccinations ; quels sont les antécédents médicaux des parents, de la fratrie…

Petits soucis de nouveau-né

Suites d'accouchement difficile

La plupart des accouchements sont traumatisants pour les petits. Ils sont souvent épuisés durant le séjour en maternité, et commencent à s'éveiller pour de bon dès le retour à la maison. On peut leur donner une dose buvable d'ARNICA 15 CH, et pour ceux qui ont subi les forceps, ajouter NATRUM SULFURICUM 15 CH.

En cas de fracture de clavicule, SYMPHYTUM 4 CH, en granules ou trituration.

La mammite

C'est un gonflement des seins qui correspond à un excès transitoire d'hormones. Cela passe généralement au bout de quelques jours. Il faut éviter de manipuler ou masser car il y a risque de surinfection.
En cas de gonflement important :
LAC CANINUM 4 CH et APIS 4 CH ; pour la posologie, voir le paragraphe précédent.

La courbe de poids n'est pas satisfaisante

Si l'examen du médecin est normal, on pourra lui donner SILICEA 4 CH en trituration, une mesure trois fois par jour. S'il s'agit d'un prématuré, on pourra soutenir avec SILICEA 15 CH, une dose buvable tous les quinze jours.

La conjonctivite

C'est bénin la plupart du temps. Le canal lacrymal n'est pas tout à fait mature. Nettoyez doucement à l'aide de sérum physiologique, massez *très délicatement* la paupière supérieure, de l'extérieur vers l'angle interne de l'œil avec un peu d'huile d'amandes douces, et au besoin, complétez avec ARGENTUM NITRICUM 5 CH.

Les croûtes de lait

Elles sont tout à fait bénignes et sont liées à un excès de sébum. On peut masser quotidiennement avec de l'huile d'amandes douces et donner, en homéopathie :
CALCAREA CARBONICA 4 CH, dans tous les cas.
Ajouter :
VIOLA TRICOLOR 4 CH en cas de lésions jaunâtres.
SEPIA 4 CH en cas de lésions brunâtres.

Petits soucis de nourrisson

Il pleure tous les soirs au crépuscule

C'est un phénomène que connaissent nombre de parents, et que l'on a du mal à s'expliquer. À tester : PHOSPHORUS 9 CH, une mesure de trituration dès que le soleil décline.

Les régurgitations

C'est bénin la plupart du temps, et si c'est bien toléré, le traitement n'est pas utile, cela passera tout seul lorsque Bébé commencera à se mettre debout. Elles peuvent cependant générer des désordres, entre autres des troubles ORL à répétition (rhumes, toux...). Dans ce cas, AETHUSA CYNAPIUM 5 CH et NUX VOMICA 5 CH, 10 granules de chaque à répartir dans la journée.

Le hoquet

Tester en première intention IGNATIA 4 CH chez le bébé qui bâille beaucoup ; CUPRUM METAL 4 CH si le hoquet est violent avec tendance aux vomissements et à la toux.

Les coliques

Il s'agit de manifestations de douleur ou de gêne au décours de la tétée. L'enfant pleure et se tortille. Le stress engendré par ce tableau ne fait souvent qu'empirer les choses. Il existe maintes théories à ce sujet, psy, diététiques, comportementales... Quoi qu'il en soit, généralement, les choses se « tassent » spontanément après le troisième mois, lorsque le tube digestif est mature.

- Certaines mamans ont beaucoup de lait, et le réflexe d'éjection est puissant, ce serait l'une des premières

causes de coliques ; dans ce cas, essayer de ne donner « qu'un sein par tétée ».
- Après la tétée, balader le petit en lui massant doucement le ventre.
- Desserrer au maximum la couche, au risque d'avoir quelques fuites.
- Éviter formellement les farines qui peuvent provoquer des fermentations aggravant le tableau.
- Pour la maman qui allaite, essayer de s'abstenir de produits laitiers, en effet, les protéines de lait de vache passent dans le lait.

Les médicaments homéopathiques les plus fréquemment utilisées :
- NUX VOMICA 4 CH, dans tous les cas, en première intention, une mesure avant chaque tétée.
- COLOCYNTHIS 4 CH, si l'enfant replie ses jambes, et si les crises s'accompagnent de selles molles. Même posologie.
- LYCOPODIUM 4 CH, si les gaz sont nombreux. Même posologie.

La diarrhée

Si la maman allaite, elle doit poursuivre. Dans les autres cas, les produits laitiers doivent être impérativement arrêtés et remplacés par des laits spéciaux ; une consultation s'impose tout de suite.

Chez l'enfant allaité au sein, les selles sont généralement molles et jaunes, et peuvent se produire à chaque tétée. Chez l'enfant recevant un lait artificiel, les selles sont plus rares et plus moulées.

ATTENTION

Attention, chez le tout-petit, le risque de déshydratation est important. Devant toute diarrhée persistante, il faut impérativement consulter. Un petit qui perd plus de 10 % de son poids est en grave danger.

En complément des mesures diététiques prescrites par le médecin, on pourra compléter entre autres avec :

- MAGNESIA CARBONICA 5 CH, selles verdâtres avec de nombreux gaz et crises douloureuses. Ce remède correspond souvent à une intolérance au lait.
- PODOPHYLLUM 4 CH, diarrhée en jet, souvent le matin.
- CHINA 5 CH, chez un nourrisson très ballonné, avec de nombreux gaz.
- NATRUM CARBONICUM 5 CH, le lait provoque des ballonnements, les selles sont grumeleuses et orangées.

La constipation

Il n'est pas rare qu'un tout-petit n'ait qu'une selle tous les trois ou quatre jours, sans que l'on puisse pour autant parler de constipation. L'enfant se porte généralement comme un charme et seuls les parents angoissent à ce sujet.

Assurez-vous que les biberons sont bien préparés, une mesure de lait pour 30 ml d'eau à 35-37 °C, et proscrivez les farines.
On pourra remplacer l'eau minérale d'un biberon sur deux par de l'eau d'HÉPAR®.
Si cela ne suffit pas, et si la constipation occasionne de la gêne :

- NUX VOMICA 4 CH, chez l'enfant impatient.
- BRYONIA 4 CH en cas de selles grosses et dures.
- OPIUM 9 CH, chez un enfant endormi, une unique dose ampoule.
- LYCOPODIUM 4 CH, si l'enfant a beaucoup de gaz.
- SILICEA 4 CH, selles en crottes de bique, difficiles à expulser.

ATTENTION

Évitez d'introduire quoi que ce soit dans l'anus du nourrisson pour stimuler la venue des selles, cela ne peut que le perturber.

Bébé a le nez bouché

Le nourrisson ne sait pas spontanément respirer par la bouche ; nettoyez ses narines avec du sérum physiologique, et utilisez le mouche-bébé avant chaque tétée.
Un peu d'aide avec l'homéopathie :

- Le nez est bouché et empêche le petit de téter : SAMBUCUS 4 CH.
- L'écoulement est clair et s'accompagne d'éternuements et de troubles digestifs : NUX VOMICA 5 CH.
- Obstruction nasale nocturne : AMMONIUM CARBONICUM 5 CH.
- Nez bouché surtout en fin d'après-midi et la nuit : LYCOPODIUM 4 CH.

Bébé a les fesses rouges

Pour la toilette de Bébé, n'utilisez que de l'eau et du savon, avec une faveur pour le pain surgras (toujours bio) s'il a la peau sensible. Évitez laits de toilette, crèmes et savons parfumés dans tous les cas.

Si les fesses sont irritées, appliquez une solution colorée de type éosine aqueuse à 2 %, et SÉCHEZ BIEN pour éviter la macération au niveau des plis.

Fesses rouges et sensibles : BELLADONNA 5 CH.
Fesses rosées et « luisantes » : APIS MELIFICA 5 CH.
Fesses rouges durant les poussées dentaires : ajoutez MEDORRHINUM 7 CH, 3 granules par jour (ce médicament n'existe pas en trituration).
En cas de mycose à candida, ajoutez, après désinfection et traitement local allopathique, CANDIDA ALBICANS 9 CH, 10 granules une fois par semaine.

Les poussées dentaires

Les premières dents de lait, les incisives centrales inférieures apparaissent généralement vers le 6e mois. L'enfant vit parfois tout cela sans incidents, mais l'on observe souvent des troubles du sommeil, du comportement, et des pathologies ORL. Nous pouvons l'aider avec :

- CHAMOMILLA 9 CH : s'il est irritable, difficile à supporter et souhaite être porté en permanence ; c'est sa manière à lui d'exprimer sa douleur.
- BORAX 9 CH : s'il salive beaucoup et pleure dès qu'on le descend dans son petit lit.

Ajouter :

- FERRUM PHOSPHORICUM 5 CH en cas d'otite associée.
- COFFEA 9 CH s'il a du mal à s'endormir.
- PODOPHYLLUM 5 CH s'il a des selles molles ou de la diarrhée.
- MEDORRHINUM 9 CH s'il a un érythème fessier associé.

La bronchiolite du nourrisson

ATTENTION

Une consultation est indispensable.

C'est une affection épidémique qui touche principalement les nourrissons entre octobre et la fin de l'hiver, elle est liée à un virus spécifique. C'est une inflammation aiguë des bronchioles (bronches terminales) qui génère une obstruction et des sifflements (*wheezing*) entendus à la respiration. Les premiers signes sont ORL avec un rhume accompagné de toux sèche, et une obstruction nasale, puis apparaissent la polypnée (augmentation du rythme respiratoire), et les difficultés respiratoires.

En complément du traitement allopathique et de la kinésithérapie respiratoire :

CONSEIL

Si vous êtes perdue, IPECA COMPOSÉ, 10 granules dans un peu d'eau à répartir dans la journée.

Dès les premiers signes : OSCILLOCOCCINUM®, une dose unique puis ACONIT NAPELLUS, une dose unique en 15 CH si la fièvre est élevée.

Pour les signes respiratoires :
CARBO VEGETABILIS : thorax distendu et difficultés à respirer, une dose unique en 15 CH.

Les autres pathologies pulmonaires et ORL sont traitées dans le chapitre spécifique. Les posologies sont similaires quels que soient le poids et l'âge.

Pour aider à évacuer les glaires : associer IPECA 5 CH pour calmer la toux à ANTIMONIUM TARTARICUM 5 CH pour libérer les bronches.

Maladies infantiles

Il existe, chez toute personne saine, un système immunitaire capable de faire face aux agressions microbiennes, qu'elles soient bactériennes, virales ou parasitaires. Lorsque l'équilibre est rompu, du fait d'une fatigue, de conditions climatiques défavorables, d'un stress, d'antibiothérapies répétées..., l'agent pathogène prend le dessus.
La thérapeutique homéopathique consiste à rétablir l'équilibre face aux agents infectieux.
Dans les infections graves, elle complétera à merveille les antibiotiques judicieusement choisis, et potentialisera leur action.
Dans les infections aiguës, elle suffit souvent à elle seule, en complément de mesures hygiéno-diététiques, à rétablir la situation.

Dans les infections chroniques, avec le concours de l'allopathie, elle agit durablement, en douceur et en profondeur pour corriger le terrain.
S'orienter vers l'homéopathie permet, pour le médecin comme pour le patient, de prendre en compte la dimension écologique de l'organisme, et sa place dans un plus vaste écosystème. Économiser les antibiotiques et les réserver aux maladies les plus graves, renforcer au lieu de détruire.

La rougeole

C'est est une maladie virale extrêmement contagieuse. Elle est, la plupart du temps, bénigne en France, mais redoutable en Afrique, avec une mortalité de l'ordre de 15 %. L'incubation dure de dix à quinze jours.
La maladie débute par une poussée de fièvre accompagnée d'un rhume associant toux sèche et conjonctivite. Le lendemain, on peut apercevoir, à l'intérieur des joues, de petites papules rouges, recouvertes d'une pellicule blanchâtre, les taches de KOPLICK.
Très rapidement, le lendemain, apparaît une rougeur de la gorge. L'éruption se manifeste sous forme de petites taches rouges, d'abord au visage, puis sur le tronc et les membres. Les yeux sont rouges et sensibles, la toux très sèche, la fièvre élevée, aux alentours de 40 °C.
Un à deux jours plus tard, la fièvre baisse et la toux devient grasse.
Les médicaments homéopathiques sont à prendre par 3 granules, toutes les deux heures.

ATTENTION

Une consultation est bien sûr nécessaire

- Médicaments de fièvre
  - ACONITUM NAPELLUS 9 CH : en cas de fièvre élevée avec agitation.
  - BELLADONNA 9 CH : fièvre élevée, peau chaude avec sueurs.
  - FERRUM PHOSPHORICUM 7 CH : fièvre moins élevée, yeux brillants, parfois saignements de nez.
  - GELSEMIUM 9 CH : chez un enfant très abattu qui n'a pas soif.
- La conjonctivite
  - EUPHRASIA 5 CH : le bord des paupières est rouge, enflé et brûlant.
- L'éruption
  - PULSATILLA 5 CH est le médicament symptomatique de la rougeole.
  - BELLADONNA 5 CH lui sera préféré en cas de rougeole intense avec grande soif.

La rubéole

La rubéole serait une maladie totalement bénigne si elle n'était à ce point dangereuse pour la femme enceinte et son embryon durant les premières semaines de la grossesse.

Après une incubation de quinze jours environ, se produit une poussée de température modérée, aux alentours de 38 °C et une éruption semblable à celle de la rougeole apparaît, mais elle s'efface au niveau de la face lorsqu'elle atteint le tronc. Elle peut être fugace, quelques heures, ou durer jusqu'à quatre jours. Il existe des ganglions souvent sensibles au niveau de l'occiput. La gorge est modérément rouge.

- La phase d'invasion
  - FERRUM PHOSPHORICUM 5 CH, 3 granules toutes les deux heures.
- L'éruption
  - PULSATILLA 5 CH dans la forme la plus typique ; 5 à 6 prises par jour.
  - BELLADONNA 5 CH dans les formes intenses.

La scarlatine

La scarlatine est une maladie liée à une bactérie bien spécifique : le streptocoque bêta-hémolytique du groupe A.

ATTENTION

L'antibiothérapie est indispensable pour traiter cette pathologie.

C'est un tableau d'angine avec éruption chez un enfant très malade avec fièvre élevée et vomissements. Le diagnostic se fait par prélèvement au niveau de la gorge, avec recherche du germe, et par une prise de sang. Le risque lié à ce germe concerne le rein, le cœur et les articulations.
Bien que l'antibiothérapie soit indispensable, l'homéopathie peut apporter son concours en améliorant la tolérance à la maladie, en diminuant le risque de complications, et de récidives.
Les médicaments sont à prendre toutes les deux heures, seuls ou combinés, 3 granules de chaque.

- Si l'angine est rouge
  - BELLADONNA 5 CH : c'est le médicament le plus souvent indiqué.
  - PHYTOLACCA 5 CH : irradiation des douleurs aux oreilles et courbatures.
  - LYCOPODIUM 4 CH : à rajouter en cas d'atteinte droite.
  - LACHESIS 5 CH : atteinte gauche.

- Si l'angine est « blanche »
  - MERCURIUS SOLUBILIS 5 CH.

Plus tard, il peut être utile de prescrire STREPTOCOCCINUM en haute dilution, autant pour traiter les récidives que pour prévenir les complications, cela en complément du traitement de fond. Cette prescription est réservée au spécialiste.

La varicelle

La varicelle est une maladie contagieuse et épidémique liée au même virus que le zona. C'est une maladie généralement bénigne, extrêmement contagieuse et quasiment inévitable.

- L'incubation est silencieuse et dure quatorze jours.
- L'invasion est marquée par une fièvre généralement modérée, aux alentours de 38 °C.
- L'éruption : elle débute par des taches qui se transforment en vésicules très prurigineuses. Le liquide qu'elles renferment se trouble, puis une croûte apparaît. Les éléments coexistent aux différents stades. Une caractéristique pour reconnaître cette maladie : on retrouve des lésions dans le cuir chevelu et parfois sur les muqueuses où elles sont très douloureuses.

Le traitement de la fièvre reste classique, voir le chapitre « Premiers soins ».

- L'éruption : les médicaments sont à prendre toutes les deux heures, seuls ou combinés, 3 granules de chaque.
  - TALC AU CALENDULA pour apaiser les démangeaisons et prévenir les surinfections.
  - RHUS TOXICODENDRON 5 CH : c'est le médicament le plus spécifique de la varicelle ; les vésicules sont petites,

sur fond rouge. Les démangeaisons sont aggravées par le froid, le petit patient est agité.
- CROTON TIGLIUM 5 CH : les vésicules sont plutôt localisées au niveau des parties génitales, mais également sur le cuir chevelu. Elles sont extrêmement sensibles.
- CANTHARIS 5 CH : les vésicules sont plus grosses et brûlantes.

• Au stade des croûtes
- MEZEREUM 5 CH

Le sommeil chez l'enfant

Les troubles du sommeil

• Suite à une fatigue physique, la marche du dimanche, l'entraînement sportif
- ARNICA MONTANA 5 CH
- RHUS TOXICODENDRON 5 CH

• Suite à une fatigue intellectuelle, préparation d'examens...
- KALIUM PHOSPHORICUM 9 CH

• Enfant excité
- IGNATIA AMARA 9 CH : suite d'émotion, de deuil, de conflit.
- COFFEA 9 CH : après une bonne nouvelle, les veilles de fête avec afflux de pensées.
- AMBRA GRISEA 9 CH : l'enfant a trop joué ou bavardé, quand un petit camarade dort à la maison par exemple.
- PHOSPHORUS 9 CH : chez un petit très très émotif.

• Le stress, eh oui, déjà chez les petits
- NUX VOMICA 9 CH : suite à un effort intellectuel, ou

CONSEIL

C'est un motif de consultation extrêmement fréquent dans nos cabinets ; avant de consulter, notez bien : depuis quand, comment, suite à quel événement (même ce qu'il n'est pas censé savoir !), les horaires, les habitudes alimentaires, les saisons d'aggravation... tous les détails, même les plus farfelus, intéressent l'homéopathe. Les médicaments sont à prendre au coucher, par 5 granules.

après des journées surchargées et stressantes, difficultés d'endormissement et réveils nocturnes.
– ARGENTUM NITRICUM 9 CH : difficultés d'endormissement la veille d'un événement, voyage...
– GELSEMIUM 9 CH : par anxiété d'anticipation (trac), veille de rentrée par exemple, ou si l'enfant craint d'aller à l'école.
– STAPHYSAGRIA 9 CH : chez un petit hypersensible qui ressasse ses chagrins, suite d'humiliation, ruminations anxieuses.

- Par peur d'être seul
  – ARSENICUM ALBUM 9 CH : l'enfant veut dormir dans le lit de sa maman. Il parle souvent de la mort, et s'il parvient à s'endormir, il peut se réveiller vers une heure du matin, très angoissé et vient se coucher chez ses parents. Il est souvent agité quand il est anxieux.
  – CALCAREA CARBONICA 9 CH : il réclame la présence de sa maman, dit qu'il a peur de la mort et en rêve souvent.
  – CAUSTICUM 9 CH : l'anxiété augmente à mesure que le soir approche. Il a peur de la nuit. Il a peur d'être seul, et accumule les prétextes pour ne pas se coucher.
  – PHOSPHORUS 9 CH : enfant câlin, aimant les caresses, qui ne quitte pas sa maman. Il a peur du noir et réclame une veilleuse.
  – PULSATILLA 9 CH : l'enfant pleurniche et reste collé à sa maman.
  – LYCOPODIUM 7 CH : l'enfant est inquiet, mais refuse de l'admettre. Il refuse de se coucher par crainte des cauchemars.

- En vacances
  - CAPSICUM 9 CH : le mal du pays. L'enfant ne peut s'endormir s'il n'est pas chez lui.
  - COCA 9 CH : en altitude.

- La dentition
  - CHAMOMILLA 9 CH : hypersensibilité à la douleur. L'enfant a besoin d'être promené et balancé pour s'endormir.
  - BORAX 9 CH : le tableau est le même, avec en plus une phobie des mouvements de descente. L'enfant pleure dès qu'on le descend dans son berceau ou son lit.

- Les parasitoses
  - CINA 9 CH : avec aggravation à la pleine lune et à la nouvelle lune. À ces périodes, l'enfant est irritable, se frotte le nez, se gratte les fesses. Ses yeux sont cernés, ainsi que parfois le pourtour de sa bouche. Le traitement des vers est indispensable en parallèle au traitement homéopathique.

Les terreurs nocturnes

Très fréquentes au cours des premières années de vie, les terreurs nocturnes, parfois « spectaculaires », répondent très bien à l'homéopathie. Il faut bien les préciser, les définir afin de déterminer le médicament utile. Celui-ci sera donné au coucher, par 5 granules.

- STRAMONIUM : l'enfant a besoin d'une lumière pour s'endormir et réclame une présence. Il dort mieux s'il partage sa chambre avec un frère ou une sœur. Il grince des dents en dormant et crie. Lors des terreurs nocturnes, il s'assied, l'air hagard, ne reconnaît personne et se cramponne à ceux qui l'entourent. Il est calmé par la lumière, les caresses, il faut le réveiller pleinement pour qu'il puisse se rendormir. En 15 CH.

- KALIUM BROMATUM : il grince des dents, crie la nuit et reste inconsolable. Il est difficile de le sortir de son cauchemar et de le réveiller. À noter, une agitation des mains de jour comme de nuit. En 15 CH.
- HYOSCYAMUS NIGER : les terreurs sont souvent provoquées par une excitation ou de la peur. Se méfier de la télévision le soir. L'enfant parle en dormant, croit voir des animaux dans sa chambre. La naissance d'un petit frère ou d'une petite sœur est souvent à l'origine des troubles, la jalousie est réprimée. Ce médicament sera également précieux dans les toux rebelles nocturnes dans les mêmes circonstances. En 15 CH.
- BELLADONNA : terreurs nocturnes au cours d'accès fébriles. Le tableau ressemble alors à celui de STRAMONIUM. En 9 CH.

Les phobies scolaires

De l'école maternelle à la faculté, la crainte de l'école et de l'inconnu paralyse nos petits et nos plus grands.

Je vais avoir un nouveau maître
J'ai peur de quitter ma maman
Il y a des méchants dans la cour
Je n'ai pas de copines
Je n'aime pas les autres
J'ai peur de ne pas y arriver
J'ai peur de décevoir mes parents
Je n'aime pas obéir

Tant de raisons de craindre cette nouvelle échéance !

- Que faire la veille de la rentrée ?
  - L'enfant est anxieux, dort mal quelques jours avant la rentrée et se plaint de troubles digestifs : GELSEMIUM 9 CH, 5 granules matin et soir, dès le début des troubles, jusqu'à amélioration.
  - L'enfant manifeste un peu plus bruyamment son anxiété, avec pleurs et soupirs : IGNATIA 15 CH, 5 granules le matin, jusqu'à amélioration des troubles.
  - L'enfant a mal au ventre : là encore, GELSEMIUM 9 CH, 5 granules matin et soir si l'examen du médecin est normal. S'il est très agité, remplacer par ARGENTUM NITRICUM 9 CH.

CONSEIL

Vous êtes perdue ? PASSIFLORA COMPOSÉ, 5 granules au coucher, et GELSEMIUM 9 CH, 5 granules le matin. Et si cela ne suffit pas, consultez ! Il existe nombre d'autres possibilités.

L'adolescence

CONSULTATION

« Bonjour, docteur !
Ma « grande » de 13 ans est impossible depuis quelques semaines ! »

Oui, je ne reconnais plus votre Lucie, elle a pris quelques centimètres, elle s'est arrondie, elle a changé de look, s'habille large de peur que l'on ne voie ses formes, elle est pourtant si jolie !

Voici quelques pistes qui seront également valables pour son frère, quelques portraits d'ados qui vivent mal cette période :

- IGNATIA : hypersensibilité avec réactions vives, variables et paradoxales, tendance à la spasmophilie (souvent en complément de NATRUM MURIATICUM), avec moult spasmes, soupirs, sensation de « boule » au niveau de la gorge. L'humeur est changeante avec de l'anxiété, et des troubles du sommeil. En prise quotidienne, en 15 CH, 5 granules le matin.

- STAPHYSAGRIA : mauvais caractère suite à un sentiment d'oppression. Colères rentrées, frustration. En 15 CH, une dose par semaine.
- LACHESIS : je le prescris plus volontiers chez la demoiselle ; le tempérament est difficile ; elle est hyperactive, agressive et susceptible tant que les cycles ne sont pas installés, cela rappelle notre côté « ragnagna » des jours précédant les règles. En 15 CH, une dose par semaine.
- NATRUM MURIATICUM : chez un jeune émotif, souvent triste et qui s'isole. Elle ou il a souvent des réactions affectives paradoxales, rires ou pleurs dans des situations qui appelleraient une réaction contraire. Tendance à l'anorexie ou à la boulimie. En prise hebdomadaire, en 15 CH.
- PULSATILLA : l'humeur est variable avec timidité, difficultés à se mettre en avant, et dépendance. L'ado recherche l'affection et la consolation. C'est une période charnière où il ou elle a tendance à prendre du poids par abus de douceurs. En prise hebdomadaire, en 15 CH.
- SEPIA : découragement, lassitude, irritabilité. Elle ou il repousse ses proches, amis, famille. Tendance à l'anorexie. En prises hebdomadaires en 15 CH.

Premiers soins

- *La fièvre*
- *Plaies, bosses et traumatologie*
- *Saignements de nez*
- *Brûlures légères*
- *Douleurs dentaires*
- *Piqûres d'insectes*
- *Douleur aiguë*
- *Coups de soleil et insolations*

La fièvre

Bonjour, docteur ; je me permets de vous appeler, ma petite Lisa a un gros rhume et elle fait une grosse fièvre ; que puis-je lui donner en vous attendant ?

Personnellement, je ne traite la fièvre que si elle est supérieure à 38,5 °C ; en dessous, elle ne présente aucun danger. C'est une réaction de défense et elle est utile sur plusieurs plans :

- Elle perturbe la multiplication des virus par simple action de la température.
- Elle optimise l'action des médiateurs immunitaires.
- Elle ralentit les fonctions digestives, diminue l'appétit, génère somnolence et apathie, indiquant ainsi à

ATTENTION

Il faudra bien sûr que je détermine la cause exacte de ladite fièvre, mais en attendant, poussez Lisa à bien boire. Aux deux extrêmes de la vie, le réflexe de soif peut être absent, or le premier traitement de la fièvre est la réhydratation.

Tableau : Les principaux médicaments homéopathiques de la fièvre

	Caractéristiques	Transpiration	Soif	Comportement	Suite de…	Organes touchés	Divers
Aconit	Brutale et élevée	0	++	Agitation, anxiété	Choc thermique, peur		ORL
Belladonna	Brutale et élevée, face rouge et chaude	+++ Peau moite	++	Abattement	Tête mouillée	ORL, angines, dermato, rhumato…	Douleurs pulsatiles
Ferrum phosphoricum	Progressive, peu élevée	+ Joues rouges	Normal			ORL, otites congestives…	Phénomènes hémorragiques. Alternance de pâleur et de rougeur du visage
Gelsemium	Progressive, puis plateau élevé. Frissons +++	++	0	Abattement, tremblements, pouls lent	Redoux, grippe	Grippe, syndrome grippal	Pouls lent par rapport à la fièvre. Courbatures

	Caractéristiques	Transpiration	Soif	Comportement	Suite de…	Organes touchés	Divers
Eupatorium	Continue et élevée	Modérée	+++ Pour les boissons froides	Besoin de changer de position	Froid, grippe	Grippe et syndromes grippaux	Cour-batures, sensation de brisure, endolo-rissement des globes oculaires
Bryonia	Élévation progressive	++ Qui soulage	++++	Recherche l'immobilité absolue, abat-tement avec sueurs qui soulagent	Froid sec	ORL, sinusites et pulmonaire. Syndromes grippaux	Séche-resse des muqueuses
Apis	Brutale, en plateau	Peu. Œdème rosé Face rouge	0	Avec état de stupeur		ORL, angines, dermato, rhumato…	Douleurs piquantes et brûlantes. Œdèmes. Urines rares

CONSEIL

Vous êtes un peu perdue ? ACONIT COMPOSÉ, 3 granules par demi-heure.

l'organisme qu'il faut se mettre au repos et ne pas gaspiller son énergie.

Toujours selon le même principe, avec l'homéopathie, on ne combat pas la fièvre, on optimise son action.
Les principaux médicaments homéopathiques de la fièvre : *voir* tableau pages précédentes.
Ces médicaments sont administrés toutes les demi-heures, par 3 granules, en moyenne dilution, 9 CH.

Plaies et bosses !

Ou tout ce que la maman doit avoir à la maison et connaître quand les petits et plus grands font du sport, courent champs, talus et fossés pendant les vacances, et se jettent à corps perdu sur les pistes de ski en hiver !

Dans tous les cas, faites un stock d'ARNICA MONTANA en basse et moyenne dilution. C'est, après NUX VOMICA, le médicament que j'emporterais sur une île déserte !

Les médicaments seront pris ensemble, toutes les heures au début, et seront espacés jusqu'à trois prises par jour selon l'évolution. Que la blessure soit grave ou bénigne, l'homéopathie en accélère la guérison ou consolidation.

• Hématomes, traumatismes et plaies en général
ARNICA MONTANA 5 CH toutes les heures jusqu'à amélioration, ajouter une dose en 15 voire 30 CH si le traumatisme a été important. Cette dernière mesure atténuera le choc psychologique lié à l'événement, et pourra éventuellement être appliquée aux témoins de l'accident.

Ajouter à ARNICA dans les cas suivants :

- Lésions de tendons, tendinites
  RUTA GRAVEOLENS 5 CH et BRYONIA 4 CH.

- Lésions de ligaments, entorses
  RHUS TOXICODENDRON 5 CH, BRYONIA 4 CH et CALCAREA FLUORICA 4 CH.

- Plaies punctiformes, plaies pénétrantes
  LEDUM PALUSTRE 5 CH, et HYPERICUM 9 CH en cas de lésion de nerf associée (par exemple, lésion du nerf sciatique lors d'une injection intramusculaire maladroite).

- Hématomes péri-orbitaires (œil au beurre noir)
  LEDUM PALUSTRE 7 CH, et SYMPHYTUM 7 CH.

- Contusion du sein
  BELLIS PERENNIS 5 CH.

- Contusions du testicule
  CONIUM MACULATUM 5 CH.

- Traumatisme crânien, ou traumatisme de la colonne cervicale (coup du lapin)
  NATRUM SULFURICUM 15 CH, et HYPERICUM 15 CH, une dose de chaque.

- Aide à la consolidation des fractures
  - ARNICA MONTANA 5 CH
  - SYMPHYTUM 7 CH
  - CALCAREA CARBONICA 4 CH
  - CALCAREA PHOSPHORICA 4 CH
  - CALCAREA FLUORICA 4 CH

Trois granules de chaque, en cocktail, une fois par jour.

Les saignements de nez

Dans tous les cas, mouchez le nez pour évacuer les caillots, puis comprimez la narine qui saigne. Consultez si le saignement ne cesse pas après une dizaine de minutes, si le flux vous paraît abondant ou si c'est une récidive.

Prenez sans arrêt 2 granules de chacun des médicaments suivants, ensemble :

- ARNICA MONTANA 5 CH
- CHINA 5 CH
- MILLEFOLIUM 5 CH

Ajoutez :

- BELLADONNA 5 CH si le saignement suit une exposition au soleil.
- CHINA 9 CH, une dose ou 20 granules pris ensemble, si le saignement est suivi d'une grande fatigue bien qu'il soit modeste.
- PHOSPHORUS 9 CH, s'il s'agit d'une récidive.

ATTENTION

Consultez au moindre doute.

Les brûlures légères

Attention, je ne parle ici que des brûlures du premier degré (la peau est rosée et douloureuse et il n'y a pas de cloques), de faible étendue et non compliquées.

La gravité d'une brûlure tient :

- À sa profondeur (se méfier d'une brûlure indolore, par exemple, il s'agit probablement d'un troisième degré) ;
- À sa localisation (visage, mains, organes génitaux) ;
- À son étendue (supérieure à une demi-paume de main) ;

- À l'âge (enfant, personne âgée) ;
- Et à l'état de santé de la victime.

Dans tous les cas, n'appliquez rien sur la brûlure ; passez sous l'eau froide durant 10 minutes pour la refroidir et « limiter les dégâts ». Si la brûlure est bénigne, vous pourrez appliquer de la pommade au CALENDULA, en protégeant avec une compresse stérile.

Dans tous les cas, prenez ARNICA MONTANA 5 CH, APIS MELIFICA 5 CH et PYROGENIUM 5 CH, 3 granules de chaque, ensemble, toutes les heures, puis espacez dès amélioration.

Ajoutez :
- BELLADONNA 5 CH en cas de rougeur intense, 3 granules trois fois par jour.
- CANTHARIS 5 CH en cas de formation de grandes cloques et après avoir consulté.
- RHUS TOXICODENDRON 5 CH en cas de formation de petites cloques.

Piqûres d'insectes

- En cas de piqûre d'insecte non compliquée : abeille, guêpe, moustique, frelon…

Extirpez le dard si celui-ci est visible, puis appliquez un glaçon à l'endroit de la piqûre.

  - APIS MELIFICA, une prise le plus tôt possible en 15 CH. Poursuivez avec APIS en 5 CH tous les quarts d'heure ; l'amélioration doit être rapide. Dans le cas contraire, ajoutez l'un ou l'autre des médicaments suivants, au même rythme :

– LEDUM PALUSTRE 7 CH si l'œdème est modéré.
– ARNICA MONTANA 5 CH en cas d'ecchymose associée.
– TARENTULA HISPANICA 5 CH si un point bleuâtre se développe au point de la piqûre.
– CANTHARIS 5 CH en cas de cloques associées, avec sensation de brûlure.

• En cas d'allergie aux piqûres d'insectes

Chez le sujet allergique, la réaction est imprévisible. Elle peut aller de l'urticaire au choc anaphylactique. Celui-ci est brutal.

Une seule possibilité avec l'homéopathie : appeler les secours d'urgence et administrer une dose d'APIS MELLIFICA 15 CH en les attendant.

En cas de banale réaction au point de piqûre, APIS 9 CH et URTICA URENS 9 CH, 3 granules de chaque toutes les heures. Ce protocole peut être appliqué de manière préventive en saison.

CONSULTATION

« Docteur, nous allons camper, et je redoute ces vacances, c'est toujours moi qui me fais piquer dans la famille ! C'est un enfer. »

Les moustiques et autres insectes piqueurs apprécient plus volontiers certaines personnes. Cela tient à divers facteurs dont la température du corps et les odeurs corporelles. On pourra tenter LEDUM PALUSTRE 7 CH, 3 granules deux fois par jour pour ces malchanceux.

Pour les sujets qui réagissent mal aux piqûres avec fortes réactions locales, je conseille LEDUM PALUSTRE le matin, et APIS le soir de manière systématique en saison.

Coups de soleil

Le risque immédiat lié aux coups de soleil est autant corrélé à la profondeur de la brûlure (présence ou non de cloques) qu'à son étendue. Il est plus important chez le petit enfant et la personne âgée. Outre les soins locaux et le traitement homéopathique, il faut veiller à bien réhydrater le sujet. Faites appel au médecin si le coup de soleil est étendu et en cas d'apparition de signes généraux : fièvre, vomissements, maux de tête…

- La peau est rouge, c'est une brûlure du premier degré

Prendre APIS MELIFICA 5 CH et BELLADONNA 5 CH ensemble toutes les heures, 3 granules.

- Les cloques apparaissent, c'est une brûlure du deuxième degré

Ajouter CANTHARIS 5 CH une prise toutes les heures.

ATTENTION

La meilleure prévention des coups de soleil reste la non-exposition ; l'apparition de crèmes solaires d'indice de plus en plus élevé incite malheureusement à l'insouciance. Évitez à tout prix les coups de soleil. La peau garde en effet la mémoire de toutes les atteintes qu'elle a subies. Les coups de soleil de la petite enfance sont la principale cause du mélanome.

Insolations

Elles se traduisent par l'apparition de fièvre avec maux de tête et vomissement. En cas d'apparition de ces signes, il est important de consulter immédiatement un médecin.
L'insolation est particulièrement dangereuse chez l'enfant en bas âge (0-3 ans), pour lequel il faut éviter une exposition directe au soleil.
Faites boire abondamment le malade et appelez le médecin. Ces médicaments peuvent être utilisés en 9 CH, tous les quarts d'heure, en l'attendant.

SPÉCIAL ENFANT

- ACONITUM NAPELLUS : le tableau est brutal, la fièvre élevée, avec peau rouge et sèche, la soif est intense et l'on constate une agitation avec anxiété.

- BELLADONNA : la transpiration est abondante, le patient est rouge, la peau est chaude, la fièvre est élevée et soudaine.
- GLONOÏNE : la face est rouge, congestive, le malade sent des palpitations au niveau du cou, la tension artérielle peut monter.
- APIS MELIFICA : la fièvre monte, le patient n'a pas soif, et ressent une sensation de cuisson.

Un peu de psy

- *L'anxiété*
- *Anxiété et troubles du sommeil*
- *Le trac*
- *Dépressions*

L'anxiété

Anticiper un événement, une situation, en prévoir les conséquences, s'adapter, c'est une question de survie dans le règne animal, et végétal.
Les plantes anticipent la sécheresse, les écureuils font des réserves de nourriture... Cette nécessité d'adaptation mobilise l'organisme dans sa globalité, toutes les fonctions sont activées, même le système neurovégétatif qui gère nos fonctions autonomes (respiration, rythme cardiaque, digestion...).

Il arrive néanmoins que ces mécanismes soient trop puissants et génèrent des troubles anxieux voire des symptômes physiques :

- Quand la pression est trop forte.
- Quand le sujet est sensible ou craintif.
- Quand la responsabilité est trop grande...
- Quand les événements alarmants se répètent ; ils créent ainsi une sorte de réaction réflexe de type pavlovienne, chaque situation, sensation, intuition... ressemblant à

celle qui a alarmé déclenche des signes physiques et mentaux similaires mais amplifiés.

Pour l'homéopathe, traiter une personne anxieuse, c'est en premier lieu travailler sur le terrain ; médicaments de terrain et médicaments de crise se confondent parfois, je les prescris généralement en 9 ou 15 CH, en prise quotidienne ; quelques exemples :

- ACONITUM NAPELLUS : l'anxiété est très aiguë, avec une sensation de mort imminente. La crise se produit plus volontiers vers minuit et peut s'accompagner de signes physiques comme des palpitations et douleurs en regard de la zone cardiaque.
- ARGENTUM NITRICUM : le patient est précipité, agité, se dépêche tout le temps, craint de manquer de temps, d'arriver en retard... Il présente souvent des phobies, de la foule, des grands espaces (agoraphobie), des hauteurs, d'être enfermé... l'anxiété peut se traduire sur le plan physique par de la diarrhée, des vertiges...
- ARSENICUM ALBUM : chez un sujet minutieux, pessimiste, exigeant, qui sent son cas désespéré et ne croit plus à la médecine.
- CYCLAMEN : les crises anxieuses se déroulent chez un sujet scrupuleux, perfectionniste, conscient de fautes, avec des idées d'indignité et d'abandon. Elles sont plus fréquentes au moment des règles et peuvent s'accompagner de migraines.
- GELSEMIUM : l'anxiété est assimilée à une forme de trac avec des tremblements, parfois de la diarrhée ou des envies fréquentes d'uriner, des palpitations, des vertiges...

- IGNATIA AMARA : l'humeur est variable, changeante, les signes et le comportement paradoxaux. Les signes : boule dans la gorge, palpitations, soupirs bruyants, pleurs à la moindre émotion, douleurs avec sensation de clou enfoncé…
- MOSCHUS : les crises anxieuses sont très intenses avec profusion de signes physiques, boule dans la gorge, suffocation, crises de tachycardie, soupirs, besoins impérieux et fréquents d'uriner, tendance aux évanouissements et aux réactions émotives « spectaculaires ».
- NUX VOMICA : l'anxiété se manifeste souvent sous la forme de phases d'agressivité, de colère, avec intolérance à la contradiction. Les signes physiques sont essentiellement digestifs.

Anxiété et troubles du sommeil

CONSULTATION

« Bonjour, docteur !
Depuis que j'ai changé de poste, j'ai du mal à m'endormir, je ressasse ma journée de travail, j'ai peur du lendemain. »

Les difficultés d'endormissement sont la plupart du temps associées à un afflux de pensées, liées aux événements de la journée. Je prescris généralement ces médicaments en 9 CH, 5 granules au coucher.

- COFFEA : l'afflux constant d'idées gêne l'endormissement, on retrouve une exacerbation de tous les sens.
- VALERIANA : avec palpitations et spasmes qui empêchent l'endormissement.
- NUX VOMICA : chez un sujet hyperactif, surmené, abusant fréquemment des excitants tels que café, tabac, voire alcool. On retrouve des difficultés d'endormissement du

fait d'un bouillonnement d'idées, des réveils nocturnes, souvent vers 4 heures du matin avec difficultés à retrouver le sommeil, des rêves agités, le réveil est toujours laborieux, avec mauvaise humeur et fatigue.

- AMBRA GRISEA : l'insomnie est aggravée par l'excitation induite dans la journée par une mauvaise nouvelle, un petit souci. La sensation de fatigue disparaît dès que l'on se couche.
- GELSEMIUM : les troubles apparaissent à la veille d'une échéance importante, et se manifestent sous forme de trac.

Le trac

Le trac est une réaction normale face à l'épreuve ; sur le plan physiologique, il s'agit d'un ensemble de réactions visant à mobiliser notre potentiel, mais cela dépasse parfois l'objectif avec :

- Des symptômes physiques : bouche sèche, mal au ventre, mains moites, tremblements, plaques rouges au niveau du visage et/ou du cou...
- Des symptômes psychiques : trous de mémoire, bégaiements...

Comme toujours en homéopathie, il n'y a pas de recette ; à chacun son trac, à chacun son mode réactionnel. Par exemple :

- ARGENTUM NITRICUM : trac avec agitation anxieuse et tendance à la précipitation ; le patient a la sensation que le temps passe trop vite.
- GELSEMIUM : sensation que l'esprit est ralenti, tremblements apparents ou ressentis.
- LYCOPODIUM : manque de confiance en soi avec crainte de ne pas réussir, peur de ne pas être à la hauteur, le patient ne supporte pas l'idée de l'échec.
- SILICEA : besoin d'être accompagné, encouragé, le patient ne peut gérer seul la difficulté.
- MEDORRHINUM : anxiété d'anticipation chronique. C'est habituellement un médicament de terrain qui peut fort bien convenir pour une échéance ponctuelle pour autant que les autres signes soient présents ; tendance à l'agitation des pieds, à se ronger les ongles, difficultés à gérer le temps, il semble passer trop lentement.

Ce sont des grands médicaments de terrain en homéopathie, mais je les prescris parfois de manière ponctuelle les jours précédant l'épreuve, au coucher en 9 ou 15 CH.

LA CHRONIQUE DE MICHÈLE FREUD

Comment maîtriser son trac ?

Rien de plus normal que de ressentir cette peur intense et passagère avant une épreuve importante. L'essentiel est de parvenir à la contrôler. Bien maîtrisée, cette peur peut devenir un moteur pour vous pousser à donner le meilleur de vous-même. Dans la plupart des cas, le trac ne surgit pas de la situation à vivre mais de notre manière de l'appréhender. Son traitement réside dans la compréhension du problème, mais surtout dans la transformation des modes d'apprentissage qui devraient associer pensées, gestes et contrôle de soi, à travers les techniques de respiration et de relaxation.

Quelques conseils anti-trac

Toute faiblesse sera source d'angoisse supplémentaire, et, sous le coup de l'émotion et de la peur, vous risquez d'oublier instantanément tout ce que vous n'aurez pas parfaitement intégré. Mieux vaut donc se préparer.

Pour un entretien d'embauche

- *Préparez-vous préalablement : ancrez des ressources positives comme, par exemple, le souvenir de situations passées dans lesquelles vous étiez gagnant ; visualisez à l'avance l'entretien en le vivant sous son angle le plus positif. Fixez bien ces images et ces perceptions agréables dans votre mental. Ce sont des techniques de base enseignées par exemple en sophrologie.*
- *Songez aux thèmes clés que vous souhaitez aborder, montrez votre motivation, renseignez-vous sur l'entreprise, marquez votre intérêt, préparez une liste de questions précises sur le poste à pourvoir.*
- *Détaillez calmement votre expérience et vos points forts, exprimez-vous clairement, exposez votre degré de flexibilité, posez des questions précises sur le poste à pourvoir.*
- *Après l'entretien, faites le bilan, puis notez vos points faibles afin de les améliorer.*

→

LA CHRONIQUE DE MICHÈLE FREUD

Comment maîtriser son trac ? (suite)

Quelques outils

Votre bien-être dépend de votre capacité à mettre en œuvre les réactions les plus adaptées pour maintenir un certain équilibre. Si vous devez prendre la parole en public, réussir une prestation orale, que ce soit sur le plan personnel, familial (réunions de conseil syndical, réunions de parents d'élèves ou réunions de famille comme mariages, anniversaires, etc.), cela suppose de maîtriser un certain nombre de paramètres.

Voici quelques pistes à explorer :

- ***Apprenez à mieux communiquer*** *: participez, par exemple, à des stages ou séminaires de développement personnel ou de prise de parole en public, inscrivez-vous à des cours de théâtre, de self-control : tai-chi-chuan, judo, karaté sont des disciplines qui développent souplesse, respiration, force et fluidité et confiance en soi. Elles vous permettront de vous sentir plus à l'aise.*
- ***Développez votre créativité*** *à travers une activité artistique. Théâtre, peinture, danse, musique, chant, expression corporelle vous permettront de renouer avec vos sensations internes.*
- *Si vous devez connaître votre texte par cœur (conférence ou exposé), rédigez votre plan, soulignez les points forts, préparez quelques phrases introductives et apprenez-les, entraînez-vous au magnétophone, devant un miroir, le travail de répétition est un facteur déterminant.*
- *Travaillez votre équilibre et votre souplesse. Grâce au sport et à quelques techniques de sophrologie, vous calmerez rougeurs et tremblements et vous vous sentirez mieux dans votre corps.*

→

LA CHRONIQUE DE MICHÈLE FREUD

Comment maîtriser son trac ? (suite)

Voici quelques pistes à explorer (suite) :

• ***Votre voix*** *joue un rôle essentiel pour susciter et retenir l'intérêt de l'auditoire. Variez l'intonation pour rendre l'exposé plus vivant, ayez un débit de parole moyen (ni trop lent, ni trop rapide), articulez clairement. Entraînez-vous à pratiquer les différentes respirations et postures de relaxation en position debout pour trouver la bonne fluidité verbale.*

• ***Améliorez votre respiration****. Il s'agit de respirer avec une grande amplitude pour ventiler le corps et oxygéner muscles et cerveau régulièrement pour éviter que la machine ne s'emballe (voir applications pratiques ci-après), juste quelques minutes avant de prendre la parole en public. Il est aussi possible, juste avant de commencer, de prendre une grande respiration : inspirez par le nez et expirez en allongeant votre expiration et en commençant à parler sur l'expiration. Ainsi, vous éviterez de débuter votre discours le souffle coupé ; l'amplitude et la profondeur de la voix sont améliorées et procurent une certaine aisance.*

• ***Soyez positif****. Évitez de bâtir des scénarios catastrophes qui parasitent l'esprit et entretiennent votre anxiété. Au contraire, quand vous songez à la situation qui vous pose problème, imaginez un auditoire enthousiaste, un public sous le charme, un entretien réussi. Cela renforcera votre confiance en vous.*

→

LA CHRONIQUE DE MICHÈLE FREUD

Comment maîtriser son trac ? (suite)

Voici quelques pistes à explorer (suite) :

• ***Développez vos ressources.*** *Apprenez à connaître vos points forts, vos faiblesses aussi, repérez par exemple les situations qui vous paniquent, les paroles qui déclenchent systématiquement des réactions excessives de votre part. Travaillez sur ces points faibles (avec l'aide d'un thérapeute si nécessaire) afin de pouvoir les dépasser et acquérir un meilleur contrôle de soi. Cette lucidité vous évitera de vous laisser submerger par vos émotions.*

• ***Osez et récidivez.*** *Par définition, le trac est une peur d'avant l'épreuve qui disparaît rapidement une fois dans l'action. En matière d'expression orale, le manque de pratique prolongé rend l'exercice beaucoup plus difficile. En conséquence, profitez de toutes les occasions pour prendre la parole, que ce soit au travail ou dans vos autres activités. Essayez de vous fixer des « contrats », comme par exemple, vous promettre de vous exprimer chaque jour davantage dans des situations de la vie quotidienne.*

ATTENTION

ATTENTION, pas d'automédication dans ce domaine, laissez faire le spécialiste, acceptez son aide !

Dépressions

L'homéopathie ne peut à elle seule guérir les dépressions vraies, pas plus que les médecines classiques par ailleurs, mais son aide est précieuse tant dans la compréhension de ce qui a pu générer le mal-être qu'en thérapeutique en complément d'autres médications dans les cas lourds. Compléter une prise en charge allopathique avec un traitement de terrain en homéopathie permet d'équilibrer le fond, de situer cet accident dans une logique de vie, et finalement faire de cette douloureuse épreuve une occasion pour la personne de rebondir et de se reconstruire.

Ou comment dépriment certains de nos grands terrains homéopathiques.

NUX VOMICA, le blocage

Ce médicament correspond bien à l'évolution de notre société, où l'on doit rester compétitif coûte que coûte, aller toujours de l'avant pour prouver que l'on existe, travailler plus vite, être rentable...
Sur ce terrain, la phase dépressive s'annonce généralement de manière bruyante par des troubles du sommeil, irritabilité, troubles somatiques divers, crampes, lumbago, difficultés digestives... Puis viennent les troubles anxieux qui sont majeurs, le patient lutte contre son état, et s'il n'est pas pris en charge à temps, le burn-out est à craindre.

NATRUM MURIATICUM, le repli

On retrouve dans un premier temps des manifestations corporelles : rhumes à répétition, palpitations, herpès, migraines... puis une fatigabilité, des ruminations, et enfin, l'isolement.

Le sujet intériorise et nie la souffrance. Il est hypersensible, pleure facilement, mais en silence, dans son coin. Il est aggravé par toute tentative de consolation.

PHOSPHORUS, l'extinction

La dépression chez le sujet de type PHOSPHORUS est d'autant plus brutale et spectaculaire qu'il a été brillant et intuitif dans la période précédant la chute. Hypersensible, il ne résiste guère aux accidents de la vie de type séparation, avec perte brutale de tous les intérêts, angoisse terrible et massive, puis épuisement. Il peut également décompenser suite à un effort intellectuel intense, une passion, une création brillante.

SEPIA, la fatigue

Toutes les mères ont connu un jour ou l'autre cet état la plupart du temps transitoire ; la fatigue de la grossesse, et des premières années des petits. Épuisée, on l'entend souvent dire « laissez-moi tranquille ! ». Si ces mots se répètent chez une jeune maman, il faut craindre qu'un jour ou l'autre elle ne glisse vers la dépression. Elle va continuer à « assurer », mais ses angoisses qu'elle dissimule par sa persistance à travailler vont se manifester de manière de plus en plus vive, surtout le matin. Son visage prend un air las, les traits se relâchent, on la sent peiner, perdre sa vitalité. Elle devient irritable envers ses proches puis se retire.

AURUM METAL, la mélancolie

Le patient a été autoritaire, entreprenant, intolérant à la contradiction voire colérique !

En phase dépressive ou mélancolique, il ressent un dégoût de la vie avec un sentiment irrationnel de culpabilité, ses fautes, imaginaires ou réelles, le conduisent à penser qu'il est indigne. ATTENTION, sur ce terrain, le risque suicidaire existe, et l'hospitalisation est souvent indispensable.

ARSENICUM ALBUM, le désespoir

Sujet amer et désabusé, il est déstabilisé par le doute et la peur de ne plus maîtriser, lui qui d'ordinaire organise si scrupuleusement son environnement matériel et affectif. Ses élans sont bloqués, son affectivité réprimée, le doute est immense, masqué par des comportements et des relations rigides et superficielles. Il a souvent des comportements obsessionnels, obsession de l'ordre et de la propreté, phobie des microbes…, autant de rituels pour se rassurer.

STAPHYSAGRIA, le refoulement

Les sujets justiciables de ce médicament sont légion, surtout à notre époque. Notre patient intériorise et ressasse ses problèmes, il se dévalorise et ressent une humiliation permanente. Il est capable de colères qui seront explosives et paraîtront hors de propos car ruminées longtemps auparavant.

« Heureusement », des décompensations physiques peuvent nous alerter, poussées de psoriasis, d'eczéma, phases de cystites à répétition…

LA CHRONIQUE DE MICHÈLE FREUD

La dépression

Touchant une personne sur cinq, la dépression provoque une grande détresse s'accompagnant d'une inhibition psychomotrice et d'une anxiété majeure ; de troubles somatiques et de troubles du caractère.

La dépression peut toucher toutes les tranches d'âge.

Chez les enfants et les adolescents, les symptômes les plus courants sont l'irritabilité, l'instabilité, les maux d'estomac, la tristesse, les pleurs sans raison, la tendance à s'isoler, l'abandon des jeux et le désintérêt pour toutes les activités.

Chez la femme, les périodes les plus sensibles sont liées au cycle menstruel, au post-partum (l'après-accouchement) et à la ménopause. Elles constituent des pics de vulnérabilité intense pendant lesquelles les variations hormonales génèrent une tension physique et psychologique importante. Il s'agit souvent de formes de dépression quasi physiologiques qui, le plus souvent, disparaissent spontanément.

Chez les personnes âgées, on constate des troubles de la mémoire souvent associés à la confusion et à la désorientation ainsi que des crises d'angoisse, une agitation importante et une préoccupation excessive pour leur santé.

→

LA CHRONIQUE DE MICHÈLE FREUD

La dépression (suite)

Certaines personnes connaissent des épisodes uniques de dépression et en guérissent, mais dans la plupart des cas, les rechutes sont fréquentes. Les expériences traumatiques de la petite enfance créent un terrain favorable, mais la dépression peut surgir sans de telles prédispositions, car personne n'est véritablement à l'abri.

La maladie physique peut également créer un état dépressif inhérent à une souffrance chronique.

Nous sommes tous à un moment ou à un autre confrontés à une douleur, qu'elle soit physique ou émotionnelle. Face à ces événements, nous pouvons réagir de différentes manières.

Souvent, des personnes souffrant de dépression restent sans traitement, pensant que cela passera tout seul, d'autres refusent de consulter, persuadées qu'elles ne s'en sortiront jamais et que rien ne pourra les aider.

Diverses thérapies et traitements spécialisés existent en effet pour la dépression et il serait dommage de ne pas y avoir recours. Du traitement spécialisé aux différentes méthodes de psychothérapie ou de relaxation, il importe de trouver la thérapeutique la plus adaptée.

Le sommeil

« Bonjour, Véronique !
Je ne sais pourquoi, mais depuis quelque temps, je ne dors plus très bien, et très sincèrement, j'ai un peu peur de prendre des médicaments, on devient vite « accro » ! »

CONSULTATION

Voyons les différents cas de figure, à tester, sauf exception à raison de 5 granules au coucher.

CONSEIL

Le sommeil, ce n'est qu'un symptôme ; il faut que vous m'aidiez à comprendre d'où cela provient.

• Vous êtes surmenée sur le plan digestif !
Si c'est ponctuel, pensez à NUX VOMICA : en cas de repas abondant le soir, de festivités, une prise en 4 CH entre chaque plat devrait améliorer la digestion et faciliter le sommeil.
Si les troubles digestifs sont chroniques, encore une fois, NUX VOMICA 9 CH au coucher pourra améliorer le tableau, mais il est nécessaire de faire un drainage de l'appareil digestif, avec par exemple CHINA ou CHELIDONIUM en 5 CH.

• Vous êtes physiquement hyperactive !
Un effort inhabituel, une longue marche, des travaux pénibles, l'agitation empêche l'endormissement, pensez à :
ARNICA MONTANA 5 CH si votre corps est courbaturé, le lit semble dur. Une prise après l'effort et au coucher.
RHUS TOXICODENDRON 5 CH si vos douleurs musculaires et tendineuses sont aggravées au repos, vous êtes agitée, l'endormissement est difficile.

• Vous êtes excitée en raison d'un événement heureux.

C'est plus souvent le cas chez les petits, mais heureusement, les grands savent encore se réjouir ! Pensez à PHOSPHORUS 9 CH au coucher. Si vous appréhendez l'événement, ajoutez GELSEMIUM EN 9 CH.

- Vous préparez des examens, vous êtes intellectuellement fatiguée, mais le sommeil ne vient pas !

Le petit mélange suivant vous rendra bien des services, tant pour la récupération que pour la mémorisation et la fatigue :
KALIUM PHOSPHORICUM 9 CH
PHOSPHORICUM ACIDUM 9 CH
ZINCUM METAL 7 CH
Les trois ensemble, matin et soir.

Nous pouvons également travailler selon les horaires de vos troubles

- Vous avez du mal à vous endormir, si votre anxiété vous empêche de lâcher prise
  - Afflux constant d'idées : COFFEA 9 CH.
  - Tendance aux palpitations, aux spasmes : VALERIANA 9 CH.
  - Vous êtes stressée, hyperactive : NUX VOMICA 9 CH.
  - Vous avez eu des mauvaises nouvelles, votre fatigue s'envole dès que vous vous couchez : AMBRA GRISEA 9 CH.
  - Vous avez le trac : GELSEMIUM 9 CH.
- Vous vous réveillez en pleine nuit

- Encore et toujours NUX VOMICA 9 CH et GELSEMIUM si vous êtes stressée.
- Vous êtes réveillée par des crises anxieuses : ARSENICUM ALBUM 9 CH.
- Vers 4 heures du matin, pensez à votre foie, je vous en reparlerai quand nous évoquerons vos petits soucis digestifs. LYCOPODIUM 4 CH, et si ce n'est pas suffisant, un petit drainage avec CHELIDONIUM COMPOSÉ voire SOLIDAGO, magnifique « mauvaise herbe » de fin d'été.

• Vous vous réveillez bien trop tôt

Je pense que vous êtes surmenée ; on en revient alors à nos médicaments de fatigue intellectuelle, KALIUM PHOSPHORICUM 9 CH, PHOSPHORICUM ACIDUM 9 CH et ZINCUM METAL 7 CH, que je vais vous prescrire, vous les prendrez ensemble, matin et soir.

Gardez toujours dans votre pharmacie maison le petit mélange PASSIFLORA COMPOSÉ, il peut être précieux et si facile à prendre pour des perturbations passagères, même pour les enfants.

Et bien sûr, le sommeil vient tout seul ; dès qu'on le cherche, il a tendance à fuir.

CONSEIL

Pensez également à cette délicieuse petite fleur, le pavot de Californie qui s'appelle ESCHOLTZIA en phytothérapie ; vous pouvez la trouver en teinture mère en pharmacie, et pour les petites insomnies, prenez-en 50 gouttes au coucher, mais là, ce n'est que pour les grands.

Régimes et nutrition

- *Perdre du poids*
- *Comportements boulimiques*
- *La cellulite*

Les habitudes alimentaires font partie de l'interrogatoire de tout homéopathe : désirs et aversions, petits caprices autorisés ou non…

Ce sont des indices diagnostics, les « NATRUM MURIATICUM » aiment le sel, par exemple, les « SEPIA » le citron et les acides, les « PULSATILLA » les douceurs, les enfants « CALCAREA PHOSPHORICA » n'aiment guère les choses vertes…

S'il y a un excés dans un sens ou dans l'autre, le traitement homéopathique pourra contribuer à rétablir l'équilibre.

Mais qu'est-ce que c'est exactement, la micronutrition ?

La micronutrition est une approche médicale qui s'intéresse aux impacts de l'alimentation sur notre santé : existe-t-il dans notre assiette des excès, des manques, des déséquilibres ? Ce bilan nutritionnel sera complété par des analyses biologiques très complètes, à la recherche de carences ou d'excès. Le but pour le micronutritionniste sera de corriger le contenu de l'assiette (par exemple choisir les bonnes huiles végétales), en s'aidant, si besoin, de compléments alimentaires personnalisés pour chaque patient. Ainsi, de nombreux problèmes, tels que : fatigue, troubles de l'humeur, troubles digestifs, ostéo-articulaires, cutanés, infectieux, pourront être corrigés, et l'état de santé de l'individu ainsi amélioré.

Pour plus de renseignements, vous pouvez contacter l'IEDM (Institut européen de diététique et micronutrition) au 0810 004 336.

Perdre du poids avec l'homéopathie

La demande est fréquente en ces époques où l'objectif de minceur devient tyrannique. Il convient de recadrer, de définir un objectif raisonnable ; y a-t-il réellement surpoids, si oui, quel en est l'historique, dans quel cadre s'est déroulée la prise de poids, existe-t-il des comportements alimentaires aberrants, des pathologies concomitantes, des prises de médicaments ?...

CONSULTATION

« Docteur, je ne puis m'empêcher de manger ! »

Homéopathie et comportements boulimiques

Pour certains, il s'agit d'un appétit vorace, pour le plaisir de manger, d'enfourner, voire de déglutir. Pour d'autres, un plaisir lent, gourmand, une sorte de compensation.
Lors de périodes de frustration et de tension, le plaisir oral devient une réponse à l'angoisse et un remède à la souffrance.
Les médicaments suivants, en une prise par jour, 9 ou 15 CH, de préférence le matin, pourront aider celui ou celle qui s'y reconnaît.

CONSEIL

Apprenez à différencier faim et envie de manger !

Je mange pour le plaisir !

- SULFUR : son appétit pour la vie se retrouve dans son assiette, où cet amateur de repas balzaciens exprime pleinement son extraordinaire aptitude à jouir.

Je mange parce que je suis anxieuse !

- PULSATILLA : plus souvent chez la femme, timide, douce, sensible, émotive, rougissant et pleurant facilement. Elle calme par les douceurs ses angoisses et sa peur d'être abandonnée.
- CALCAREA CARBONICA : boulimie pour se rassurer, avec attirance pour les choses lourdes, indigestes et sans grande saveur. Il ou elle ne perdra du poids que si on lui supprime ces laitages.

- GRAPHITES : chez un sujet ralenti, fatigué, comme s'il était hypothyroïdien ; il compense en mangeant et, compte tenu de son insuffisance glandulaire, il prend d'autant plus de poids.

Je gloutonne !

- LACHESIS : la plupart du temps au féminin ; elle mange vite et beaucoup et peut, sur le même mode, s'orienter vers l'alcool. À tester absolument pour celles et ceux qui ne résistent ni à une deuxième assiette ni à un deuxième verre. Le plaisir ici réside dans la déglutition, vite et beaucoup.
- ANTIMONIUM CRUDUM : gros mangeur, souvent de mauvaise humeur, surtout quand son assiette est vide ou en attendant le repas, et qui présente de fréquents problèmes de peau.

Je stresse donc je mange.

- NUX VOMICA : avec un goût immodéré pour la bonne chère et les abus en tout genre, les mets relevés, les excitants, le café, le tabac… chez un sujet stressé et sédentaire.
- ANACARDIUM ORIENTALE : tous les maux, soucis, états d'âme sont améliorés en mangeant, particulièrement la fatigue, la déprime, la colère, les maux de tête, d'estomac… C'est l'un des médicaments les plus utiles dans les conduites addictives.

LES TRUCS DU MICRONUTRITIONNISTE

Régimes, boulimie et irritabilité

Quand on a un problème avec son poids, ou quand on suit un régime, on est souvent confronté à des crises de boulimie (notamment en direction d'aliments sucrés : chocolat...), associées à des modifications de l'humeur : irritabilité, impatience, agressivité, sensibilité au stress, difficultés à supporter les contraintes, difficultés à s'endormir... Tous ces symptômes sont également souvent rencontrés chez les femmes en période prémenstruelle, ainsi que chez les personnes en sevrage (du tabac par exemple).

Ils sont en rapport avec une baisse du taux de sérotonine au sein du cerveau. Cette sérotonine fait partie de ces fameux neurotransmetteurs, molécules qui gèrent le bon fonctionnement des cellules nerveuses entre elles. C'est le neurotransmetteur du « bien-être », de la « zénitude », qui nous permet d'être calme, de ne pas nous énerver pour rien, d'être patient, et aussi de ne pas grignoter toute la journée !

Dans toutes ces situations, quand les symptômes décrits ci-dessus sont présents, il est très judicieux de « doper » nos cellules nerveuses en sérotonine, en prenant des compléments alimentaires riches en tryptophane, qui est la protéine servant à fabriquer, dans le cerveau, cette fameuse sérotonine. Demandez conseil à votre spécialiste !

CONSULTATION

« J'ai de la cellulite, je suis victime de mes hormones et je prends du poids au cours du cycle ! »

La cellulite

La cellulite résulte généralement de l'accumulation de déchets au niveau du tissu conjonctif sous-cutané. Presque exclusivement féminine, elle se localise de préférence au niveau des hanches et des cuisses. Actuellement, elle se manifeste tôt, dès la puberté.

- NATRUM MURIATICUM : la rétention d'eau est importante, avec augmentation du poids au cours du cycle (syndrome prémenstruel), et cellulite infiltrant les hanches et les membres inférieurs. D'autres signes peuvent accompagner le syndrome prémenstruel : la fatigue, les troubles du comportement, les maux de tête, parfois un herpès.
- NATRUM SULFURICUM : la rétention d'eau est plus généralisée, donnant des œdèmes et de la cellulite. On retrouve fréquemment des rhumatismes aggravés par temps humide.
- THUYA : l'infiltration cellulitique est plus organisée, localisée sur le bassin et les fesses, en « culotte de cheval », avec aggravation par la pilule contraceptive, les implants ou les stérilets aux hormones.
- FOLLICULINUM : c'est le médicament de tous les maux aggravés avant les règles. Dans le domaine de la prise de poids, l'œdème se localise au niveau des seins, du ventre et des membres inférieurs.

En pratique, le plus simple est de prendre FOLLICULINUM 9 CH, une dose par semaine et l'on associe l'un des trois autres médicaments en basse dilution, 4 ou 5 CH, 5 granules par jour en fonction du type de prise de poids.

Oui, mais en pratique, comment procéder ?

Le régime hypocalorique, souvent synonyme de privations et de frustrations est rarement nécessaire. Il suffit souvent de rééquilibrer l'alimentation, voire parfois de manger plus pour déclencher la perte de poids.

CONSEIL

Quelques règles d'or !

- Supprimer impérativement et drastiquement les sucres rapides ainsi que les édulcorants ; pour certains, ce sera l'occasion d'une véritable désintoxication (pensez à PULSATILLA si cela vous paraît impossible, voir paragraphe précédent). Vingt grammes de sucre absorbés en milieu de journée (dans une boisson sucrée, par exemple) arrivent dans l'estomac et en ressortent immédiatement pour être digérés par les intestins ; ils affluent alors dans le sang, qui ne trouve pas d'organe à qui les fournir, à moins qu'un effort musculaire ne soit en cours. L'organisme stocke alors cette énergie sous la forme prévue par la nature, c'est-à-dire de graisses. Ce sucre est dit rapide. Le sucre n'est qu'un exhausteur de goût. Essayez de manger des fraises d'avril sans sucre, vous verrez qu'elles sont infectes, et vous attendrez patiemment mai-juin. Le sucre vous fait accepter les mauvais aliments.

- Combiner les aliments ; tout repas doit être constitué de sucres lents (pain ou pâtes ou riz ou légumineuses), de protéines (poisson, viande, œufs, légumineuses, eh oui, elles sont également riches en protéines), de végétaux (légumes ou salade). Le reste est superflu, mais les accros aux yaourts pourront s'en accorder un, à condition qu'il soit nature et non sucré.

- Une assiette suffit largement ! Celles et ceux qui ont du mal à se limiter se reporteront au paragraphe précédent (Je gloutonne !).

LES TRUCS DU MICRONUTRITIONNISTE

C'est quoi, au fait, un petit déjeuner idéal ?

Le petit déjeuner traditionnel français, à base de pain, beurre, confiture ou miel, croissants, viennoiseries, café au lait ou chocolat chaud et jus de fruit, semble bien équilibré… et pourtant, en y regardant de plus près, on s'aperçoit qu'il est principalement sucré et gras, et que les protéines font défaut. Or, ces protéines sont très importantes au cours du repas : elles provoquent la sensation de satiété (donc on ne va pas trop manger !), et surtout font éviter la fameuse hypoglycémie (chute du sucre dans le sang) de fin de matinée, qui amène aux coups de fatigue et aux grignotages avant le déjeuner…

Ainsi, un petit déjeuner idéal comprendra d'abord une portion de protéines (œuf sous toutes ses formes, une tranche de jambon blanc découenné, une portion de fromage, ou une crêpe ou un pancake pour ceux qui ont du mal à manger « salé » le matin), suivie de tartines de pain « pas blanc », c'est-à-dire plus ou moins complet, avec un peu de beurre ou de margarine, un peu de confiture ou miel, avec un ou deux fruits, des céréales (non sucrées si possible), un yaourt ou du fromage blanc non sucrés. Pour la boisson, on choisira du café léger, ou de la chicorée, ou du thé ou tisane, tout cela sans sucre si possible. À la place du jus de fruit, il serait plus appréciable de manger le fruit entier (plutôt que son jus !).

L'important sera aussi de varier le plus possible la composition du petit déjeuner, pour ne pas se lasser (pas d'œuf tous les matins par exemple !).

Ce type de petit déjeuner vous garantira le plein de vitalité au moins jusqu'à midi, sans coup de pompe ni fringales. Essayez, vous serez conquis !

- Mais que prendre au petit déjeuner ?

Du pain complet, un peu de beurre, de fromage, de jambon maigre, du muesli sans sucre ajouté avec un yaourt nature, une barre de chocolat noir et quelques amandes pour les carencés en magnésium, un citron pressé dans un grand verre d'eau pour la vitamine C… il y a le choix !

CONSEIL

Les bonnes résolutions

- J'achète un carnet.
- En première page, je note ce que je dois manger, et ce que je ne dois pas manger.
- Chaque semaine, je mesure, et j'inscris mon tour de taille.
- Le premier mois, je note chaque matin, mon poids, mon humeur ou ma forme, la météo, les petites et grosses contrariétés, la période du cycle pour les filles. J'observe, je m'occupe de moi.
- Chaque jour, je note ce que je mange, et si je fais un écart, POURQUOI je l'ai fait (faim, envie irrépressible, stress, tentation, chagrin…).
- Chaque semaine, je relis mon carnet et je fais le point. Je repère mes erreurs et les corrige en fonction des instructions que j'ai notées à la première page (j'aurais dû rajouter des légumes ici, une tranche de jambon là…).
- Je suis récompensée, car mon tour de taille diminue lentement et sûrement, les écarts finissent par me dégoûter, j'identifie enfin ce qui me fait du mal, ce qui me fatigue, et surtout, je retrouve la forme (et cela, indépendamment de mon poids). Moins de fatigue, fini les coups de pompe, meilleure mémoire.
- Je compare mon mode de fonctionnement aux médicaments homéopathiques indiqués si d'aventure j'ai craqué ; par exemple :

– Pour du sucre, à cause du stress : ARGENTUM NITRICUM.
– Pour des douceurs, pour me consoler : PULSATILLA.
– Parce que je me sens en insécurité : CALCAREA CARBONICA.
– Parce que j'ai l'impression de ne pas me contrôler, je suis un vrai toxicomane : ANACARDIUM ORIENTALE.
– Parce que j'ai un coup de pompe, mon corps le réclame : LYCOPODIUM.

• Je prends en compte les autres paramètres, cycles, météo, humeur..., j'identifie mes points faibles, et j'ajuste ma diététique.

LES TRUCS DU MICRONUTRITIONNISTE

Apports en protéines

Les protéines sont un constituant indispensable de notre corps : elles participent amplement à la structure des muscles, des os, des organes, des cheveux, des ongles ; elles sont utilisées pour fabriquer les enzymes (qui elles-mêmes vont fabriquer d'autres protéines), les anticorps (pour les défenses immunitaires), les neurotransmetteurs (molécules qui servent à faire fonctionner les nerfs et le cerveau – notre humeur, nos capacités intellectuelles en dépendent)... C'est dire qu'un déficit prolongé en protéines va avoir d'importantes répercussions sur le bon fonctionnement du corps humain !

Les besoins en protéines se calculent assez facilement :

Pour une femme, il faut idéalement environ 1,2 g de protéines par kilo et par jour :
soit, pour une femme de 60 kilos, il faudrait 72 g de protéines par jour.

→

LES TRUCS DU MICRONUTRITIONNISTE

Apports en protéines (suite)

Pour un homme, il faut idéalement environ 1,5 g de protéines par kilo et par jour :

soit, pour un homme de 80 kilos, il faudrait 120 g de protéines par jour.

Bien sûr, pour arriver à cette quantité de protéines, il sera important de les répartir sur les trois principaux repas d'une journée : déjeuner, dîner, mais aussi petit déjeuner !

Le tableau ci-dessous donne les apports en protéines des principaux aliments qui en sont pourvus.

Attention aux fromages : ils sont riches en protéines, mais aussi en graisses saturées, dont l'apport doit être limité !

- *Quels aliments sont les plus riches en protéines ?*

Aliments	*Quantité de protéines*
100 g de viande, jambon blanc	*20 à 30 g*
100 g de poisson, fruits de mer, crevettes, crustacés	*15 à 25 g*
100 g de lentilles, pois chiches, pois cassés cuits	*10 g*
100 g de lait	*3 à 3,5 g*
2 œufs	*15 g*
100 g de fromage blanc	*8 g*
1 yaourt de 100 g	*3 à 4 g*
*100 g de fromage**	*15 à 30 g*

** Attention au risque d'apport excessif en graisses saturées !*

Les plantes « minceur »

Pour drainer notre organisme, stimuler foie, reins, système endocrinien, diminuer la sensation de faim, certaines plantes apportent une aide précieuse au régime.

- Stimuler les fonctions d'élimination
  - SOLIDAGO, la verge d'or, stimule entre autres les reins. L'effet diurétique est doux, sans effet rebond ni perturbation du taux de potassium. En teinture mère, 50 à 100 gouttes par jour.
  - ORTHOSIHON ou thé de Java. L'effet diurétique est plus puissant. Les cures doivent être courtes, un mois maximum. En teinture mère, 30 à 100 gouttes par jour.
  - PILOSELLA, stimule les reins. Prise au long cours, de préférence en teinture mère, cette plante a une action diurétique sans effets secondaires, elle contribue à désintoxiquer l'organisme et abaisse le taux d'acide urique. 50 à 100 gouttes par jour.
  - RIBES NIGRUM, le cassis. Pour son action drainante et son activité « cortisone like ». En teinture mère, 50 gouttes deux fois par jour, ou en infusion de feuilles.

CONSEIL

  - TARAXACUM, le pissenlit, draine le système digestif, améliore le transit, abaisse le cholestérol. En teinture mère, 50 à 100 gouttes par jour.

- Drainage du foie

Le drainage du foie est très important dans la prise en charge du surpoids avec excès de cellulite.

- ROSMARINUS bourgeons MG 1 D, bourgeons de romarin en dilution.

- JUNIPERUS COMMUNIS jeunes pousses MG 1 D, jeunes pousses de genévrier en dilution.

Ces deux souches, au moyen de leur action drainante sur le foie, et anti-inflammatoire en général, sont très utiles en appoint. Je les conseille en alternance, un mois sur deux, 50 gouttes par jour.

- Stimuler le métabolisme en douceur
  - FUCUS, cette algue chargée en iode stimule en douceur la glande thyroïde et active le métabolisme. Cette plante ne présente aucun risque pour l'organisme, mais par prudence, nous la déconseillons aux personnes malades de la thyroïde. En teinture mère, 50 gouttes par jour le matin.
  - LAMINARIA, c'est également une algue très iodée. Je la conseille en alternance avec FUCUS un mois sur deux, avec la même réserve pour les sujets malades de la thyroïde.
  - BETULA, le bouleau ; c'est un excellent draineur général, surtout chez le sujet rhumatisant. Dans le cadre du surpoids, les chatons de bouleau, BETULA PUBESCENS, stimulent nos fonctions endocrines en général,

hormones sexuelles, hormones thyroïdiennes. Un éveil en douceur et sans risque. La formulation exacte sera BETULA PUBESCENS chatons MG (macérat glycériné) 1 D, 50 gouttes par jour.

- Les plantes actives sur le métabolisme des lipides
  - LE THÉ VERT.
  - L'ANANAS est actif par des substances (les broméलaïnes) contenues dans le fruit mûr et sa tige. Ce sont des enzymes protéolytiques qui permettent, notamment, la dépolymérisation des fibres cloisonnant le tissu cellulitique. Anti-inflammatoires, anti-exsudatives, ces molécules conduisent à une désinfiltration des tissus œdématiés ou congestionnés.
  - LA PAPAYE est également un bon agent désinfiltrant. L'association des deux, ananas et papaye, les renforce dans leur action.

LA CHRONIQUE DE MICHÈLE FREUD

Lorsque le stress régit nos appétits...

Tracas de la vie quotidienne, tension nerveuse, émotions refoulées, autant de sources de stress qui retentissent sur notre équilibre pondéral et sur nos comportements alimentaires.

Pour gérer ses émois, chacun utilise à sa façon un répertoire de stratégies réconfortantes. Souvent, lorsque la fatigue s'installe, on se rue sur le chocolat compensateur, le gâteau pansement, l'apéritif euphorisant.

Se réfugier dans la nourriture est un processus psychologique, mais aussi physiologique. Lorsqu'on mange ce que l'on aime, l'organisme produirait davantage d'endorphines, cette hormone du bien-être qui agit comme un sédatif. La consommation d'aliments savoureux apaiserait anxiété et douleurs, principalement chez les personnes appréciant le sucre.

En réalité, ce n'est pas tant l'événement stressant lui-même qui importe, mais la façon dont nous y répliquons. Il est aussi fonction du sens que nous lui donnons.

Nos comportements alimentaires sont d'excellents guides pour nous situer à travers nos réels besoins. En observant notre attitude face à la nourriture, nous saurons ce qu'il y a lieu de modifier afin de nous mettre en harmonie avec notre nature profonde, car au fond de nous, nous connaissons nos vrais désirs.

Pour savoir ce qui nous convient vraiment, il suffit en effet d'être à l'écoute de nos besoins réels. Acceptons tout simplement de nous consacrer un peu plus de temps pour entendre certains messages physiques que le corps nous envoie et posons-nous les bonnes questions.

C'est en étant en contact avec nos sentiments réels que nous apprendrons à combler nos véritables besoins et à nous faire davantage confiance.

Être conscient de ses réelles exigences, sur le plan physique, psychique et émotionnel et les respecter permet d'améliorer notre qualité de vie et de réduire nos sources de stress.

Le sport

- *La trousse du sportif*
- *La préparation du sportif*
- *Tendinites*

La trousse du sportif

- ACONITUM NAPELLUS 15 CH : pour la prévention du stress du sportif de haut niveau lorsque l'anxiété s'accompagne d'agitation.
- ARNICA MONTANA, de 5 à 15 CH : pour tous les traumatismes : ecchymoses, foulures, plaies, pour les courbatures, pour le « cœur forcé » (palpitations après effort), à prendre après l'effort en 5 CH, 5 granules. En 15 CH, une dose en cas de gros traumatisme.
- BRYONIA 5 CH : pour les douleurs articulaires aggravées au mouvement, 3 granules trois fois par jour.
- CALCAREA FLUORICA 4 CH : à prendre une semaine avant, et pendant la pratique d'un sport à risque, ski par exemple pour les sujets aux articulations fragiles, 3 granules par jour.
- CHAMOMILLA 5 À 15 CH : lorsque la douleur, quelle que soit sa cause, est intolérable.
- CHINA 9 CH : pour tout type d'hémorragie, pour la fatigue liée à la déshydratation.
- COFFEA 5 À 9 CH : calme les hyperexcitations et les insomnies précédant les rencontres sportives.

- CUPRUM METALLICUM 5 CH : prévient et atténue les crampes et les spasmes musculaires.
- DULCAMARA 7 CH : pour les nageurs, enfants surtout, pour celles et ceux qui s'enrhument après l'entraînement et les matchs (maillot mouillé), 3 granules avant et après le sport.
- IGNATIA AMARA 9 À 15 CH : agit sur l'hypersensibilité émotionnelle et l'hyperesthésie sensorielle. À prendre la veille et le jour de l'épreuve, 5 granules.
- NATRUM MURIATICUM 5 CH : lorsque le risque de déshydratation est majeur : marathon, courses cyclistes, automobiles... une prise 3 granules avant et après l'effort avec CHINA.
- NUX VOMICA 5 À 9 CH : pour les syndromes digestifs, les troubles du caractère, irritabilité, et les insomnies.
- RUTA GRAVEOLENS 5 CH : pour les inflammations, douleurs tendineuses, ligamentaires... 3 granules trois fois par jour.
- RHUS TOXICODENDRON 5 CH : pour les courbatures, les raideurs articulaires, et la fatigue excessive, 3 granules après l'effort.
- SARCOLATICUM ACIDUM 5 CH : pour les sportifs sujets aux courbatures, avec ARNICA et RHUS TOXICODENDRON. En mélange, 3 granules de chaque après l'effort.
- ZINCUM METALLICUM 7 CH : pour la fatigue suivant l'effort physique, le syndrome des jambes sans repos (très très efficace), à prendre après l'effort, 3 granules.

La préparation du sportif

Nombre d'entre nous profitent de leurs vacances pour pratiquer un sport ou se lancer dans de grandes aventures pédestres. L'homéopathie peut permettre d'optimiser sa forme, la récupération, et de prévenir les petits accidents musculaires.

CONSEIL

Reprenez-vous en main trois à quatre semaines avant l'épreuve, avec une supplémentation en vitamines, en acides gras oméga 3 et oméga 6 et en minéraux pour mieux affronter le stress et les dépenses énergétiques.

DOCTEUR, JE ME SUIS INSCRIT AU MARATHON DE PARIS !

Belle aventure !

Il va falloir travailler sur divers plans :

- L'alimentation

Quelques jours avant : les sucres lents doivent être apportés lors des principaux repas, surtout au cours du repas du soir (pâtes essentiellement). Les sucres rapides doivent être d'origine naturelle (fruits, miel...), car mieux assimilés, et seront à prendre en début de repas pour éviter les ballonnements. Ils sont indispensables et doivent être associés à des sucres lents pour obtenir une glycémie (taux de sucre dans le sang) stable.

- Un peu de phytothérapie

ELEUTHEROCOCCUS teinture mère : cette plante a de remarquables propriétés défatigantes. L'effet tonifiant est global sur l'organisme, et on l'explique en partie par un effet « cortisone like ». Elle augmente les capacités physiques et intellectuelles, sans que ce bénéfice ne soit suivi de dépression. 50 gouttes matin et soir, à débuter quatre semaines avant l'épreuve.

- Au cours de l'épreuve

Ces médicaments homéopathiques pourront faciliter autant l'épreuve que la récupération :

- ARNICA MONTANA que nous connaissons bien maintenant.

– RUTA GRAVEOLENS, médicament des traumatismes physiques : entorses, luxations, tendinites, surtout chez le sportif non entraîné.
– RHUS TOXICODENDRON : médicament d'entorses, luxations, tendinites, torticolis, courbatures après l'effort, ou courbatures post-traumatiques.
– CHINA RUBRA : il prévient et traite la fatigue résultant d'une déshydratation. Il est donc très utile pour tous les efforts entraînant des pertes liquidiennes (par transpiration) importantes.

Mettez-en 20 granules de chaque, en 5 CH, dans une petite bouteille d'eau qui vous accompagnera au cours de l'épreuve.

Tendinites

La tendinite est une inflammation des tendons, la plupart du temps liée à un surmenage ou à des microtraumatismes répétés. On la retrouve autant dans le domaine du sport que dans celui des maladies professionnelles ; le traitement sera le même.

Le tennis-elbow par exemple se retrouve chez le sportif, bien entendu, mais également chez les hôtesses de caisse qui font défiler nos marchandises toute la journée. Le traitement sera le même dans les deux cas.

En mélange, 3 granules de chaque trois fois par jour :
- ARNICA MONTANA 5 CH
- BRYONIA 5 CH
- RUTA GRAVEOLENS 5 CH
- SYMPHYTUM 5 CH jusqu'à amélioration des symptômes, puis espacer les prises.

Traumatologie du sport

(*voir* le chapitre « Premiers soins »)

LA CHRONIQUE DE MICHÈLE FREUD

Sophrologie et sport

Confiance, concentration, motivation, habileté mentale sont autant d'aptitudes que l'on peut apprendre à développer dans la pédagogie du sport. Il est possible d'apprendre à modifier une attitude et à mettre au point une stratégie de réussite en vue d'une prochaine compétition.

Cette pratique est très répandue parmi les athlètes de haut niveau : vivre une expérience sensorielle quelconque, et se la représenter par la suite mentalement produit une activité cérébrale similaire en terme d'intensité. La visualisation agit comme une forme d'autosuggestion qui, en générant des émotions positives, a des répercussions bénéfiques sur le plan physiologique. Des expériences ont été effectuées sur des sujets devant s'imaginer marcher ou courir à différentes vitesses sur un tapis roulant. Leur rythme cardiaque et leur ventilation totale ont augmenté proportionnellement à la vitesse imaginée au cours de cet exercice mental, alors que leur consommation d'oxygène est restée stable.

Comment :

• Améliorer ses capacités de concentration

C'est en se centrant sur des informations visuelles et kinesthésiques : perceptions, rythme respiratoire, tensions musculaires, etc. que l'on y parvient.

• Vaincre ses peurs

En contrôlant notamment la fréquence respiratoire, le rythme cardiaque et les tensions musculaires grâce à la relaxation, la visualisation et la respiration contrôlée.

→

LA CHRONIQUE DE MICHÈLE FREUD

Sophrologie et sport (suite)

• Se mettre dans la peau du vainqueur

Pourquoi ça marche ? Le cerveau ne fait pas la différence entre « ce qui est, ce qui a été et ce qui sera », ainsi, en se mettant dans la peau du gagnant, on programme corps et mental à la réussite, les muscles se dénouent, la confiance s'installe.

• Lutter contre la fatigue

Les techniques de sophrologie permettent de mieux gérer la fatigue pendant et aussi après l'entraînement et la compétition, dans l'optique d'une meilleure récupération. La détente libère les tensions physiques et mentales et favorise le repos et la qualité du sommeil.

• Lutter contre le découragement et le surentraînement

Le syndrome du surentraînement se manifeste par une baisse sensible des performances et un état dépressif inexplicable. Il suscite de nombreux désordres physiologiques et biologiques.

Urologie

- *Infections urinaires*
- *Cystites aiguës et homéopathie*
- *Cystites à répétition*
- *Cystites à urines claires*

ATTENTION

Il faut consulter rapidement si les signes ne cèdent pas.

Infections urinaires

Cystites aiguës et homéopathie

L'homéopathie peut fort bien traiter une cystite, dès lors que le ou les médicaments utiles sont pris dès les premiers signes et ce toutes les trente minutes au moins.

Prenez l'un ou l'autre de ces médicaments, voire combinez-les, 3 granules de chaque :

- CANTHARIS 5 CH, le plus souvent employé : les brûlures sont violentes, ressenties au niveau de la vessie, de l'uretère et du méat. Ces douleurs sont accentuées dès que la vessie contient quelques gouttes d'urine ; elles sont « coupantes, en lame de rasoir », avant, pendant, et après la miction.
- MERCURIUS CORROSIVUS 5 CH : les douleurs sont plus violentes. La miction est extrêmement douloureuse, et les douleurs s'accentuent à mesure que la vessie se vide. Les urines sont foncées, peu abondantes, parfois teintées de sang.
- PAREIRA BRAVA 5 CH : avec envies inefficaces d'uriner.

La miction elle-même est très difficile et douloureuse, nécessitant des efforts de poussée.

- APIS MELIFICA 5 CH : pour une cystite d'apparition brutale chez un sujet qui boit peu ; les urines sont rares. Les symptômes sont aggravés par la chaleur.
- FORMICA RUFA 5 CH : pour les cystites à colibacilles. Les urines sont abondantes, troubles et de mauvaise odeur. Aggravation par le froid, la neige, les laitages.
- SERUM ANTICOLIBACILLAIRE D 6 : ce médicament s'utilise en complément des précédents dans les cystites aiguës, 3 granules matin et soir.

Une cystite ou urétrite chez l'homme appelle la plupart du temps le médicament STAPHYSAGRIA *en haute dilution, 15 CH, en complément des autres traitements, allopathiques ou homéopathiques, 5 granules par jour.*

Vous êtes un peu perdue ?
Prenez plus simplement CANTHARIS associé à PAREIRA BRAVA COMPOSÉ, les deux ensemble toutes les trente minutes au départ, puis espacez les prises dès amélioration.

Les cystites à répétition

Elles nécessitent :

- Un traitement de terrain en homéopathie, avec SEPIA ou LYCOPODIUM par exemple.
- Des dilutions du germe en cause, avec par exemple COLIBACILLINUM D 8, une ampoule par jour.
- Souvent un rééquilibrage diététique, avec diminution voire exclusion des laitages.
- Et parfois un drainage avec de la phytothérapie.

À RETENIR

LA CANNEBERGE

Ces petites baies cultivées au Canada ont la propriété d'acidifier les urines, compromettant ainsi la multiplication des bactéries ; elle inhibent en outre l'adhésion des bactéries aux parois de l'urètre et de la vessie. La posologie dépend de la forme (jus, gélules...) : se reporter aux indications du fabricant. Elle peut-être utilisée au long cours contre les cystites à répétitions.

Les cystites à urines claires

Dans certains cas, des cystites se produisent, avec tout le cortège de symptômes qui les accompagnent, sans que l'analyse d'urine ne montre de développement de microbes. Elles se produisent volontiers lors de déséquilibres hormonaux ou au début de l'activité sexuelle, ou sont favorisées par des désordres de la sphère urogénitale. Je prescris généralement en première intention STAPHYSAGRIA 9 CH, 5 granules matin et soir ; en cas de désordres hormonaux, j'ajoute FOLLICULINUM, mais là, la dilution se détermine au cas par cas.

4

Index des remèdes homéo-pathiques

A

Aconit composé, 22
Aconitum napellus, 49, 118, 136, 138, 169
Actea racemosa, 52, 76, 82
Aesculus, 30, 32
Aethusa cynapium, 111
Agaricus, 31
Agnus castus, 58
Allium cepa, 16, 20, 25, 97
Aloe composé, 22, 68, 71
Alumina, 46, 70, 91
Ambra grisea, 65, 121, 140, 152
Ammonium carbonicum, 114
Anacardium orientale, 51, 54, 57, 65, 104, 105, 157, 163
Anagallis, 39, 40, 42
Ananas, 167
Antimonium crudum, 20, 27, 40, 42, 43, 46, 48, 51, 64, 66, 71, 72, 157
Antimonium tartaricum, 116
Apis melifica, 20, 25, 26, 41, 91, 110, 114, 129, 133, 134-136, 177
Argentum nitricum, 20, 65, 67, 71, 92, 105, 110, 122, 125, 138, 141, 163
Arnica montana, 20, 30, 31, 33, 76, 82, 90, 109, 121, 130-134, 151, 169, 171, 173
Arsenicum album, 20, 25, 32, 43, 46, 48, 65, 66, 71, 97, 101, 122, 138, 148, 153
Arsenicum iodatum, 43
Arum triphyllum composé, 22, 99
Asa foetida, 65
Aurum metallicum, 28, 147
Avena sativa, 104

B

Belladonna, 20, 41, 49, 85, 91, 98, 114, 118, 119, 124, 128, 132, 133, 135, 136
Bellis perennis, 131
Berberis, 40
Betula pubescens, 166
Borax, 64, 78, 116
Bryonia, 113, 129, 131, 169, 173
Bryonia alba, 20, 66, 70, 100, 103

C

Calcarea carbonica, 84, 86, 94, 110, 131, 156, 163
Calcarea fluorica, 30, 82, 84, 131, 169
Calcarea phosphorica, 56, 94, 131
Calendula, 64, 133
Candida albicans, 77, 114
Cantharis, 41, 120, 133, 134, 135, 177, 178

Capsicum, 122
Carbo vegetabilis, 67, 71, 115
Castor equi, 85
Caulophyllum, 82, 83
Causticum, 48, 100, 122
Chamomilla, 20, 49, 68, 82, 83, 115, 122, 169
Chelidonium, 50, 52, 151
Chelidonium composé, 65, 70, 153
China rubra, 20, 32, 66, 67, 71, 76, 82, 83, 113, 132, 151, 169, 170, 172
Cina, 123
Coca, 33, 51, 122
Cocculus, 20, 79
Coccus cacti, 100
Coffea, 20, 33, 49, 51, 115, 139, 152, 169
Colibacillinum, 178
Collinsonia, 32, 70, 80
Colocynthis, 68, 112
Collinsonia, 32, 70, 80
Conium maculatum, 131
Crataegus, 33
Croton tiglium, 40, 42, 47, 120
Cuprum, 31, 101
Cuprum metallicum, 20, 80, 170
Cyclamen, 138

D

Dioscorea, 68
Drosera, 100
Drosera composé, 22
Dulcamara, 48, 71, 170

E

Echinacea, 95, 102
Eleutherococcus, 104, 171
Eugenia jambosia, 37
Eupatorium perfoliatum, 103, 129
Euphrasia, 25, 92, 118

F

Ferrum phosphoricum, 21, 98, 103, 115, 118, 128
Fluoricum acidum, 30
Folliculinum, 37, 75, 76, 86, 159, 178
Formica rufa, 178
Fucus, 166
Fumaria, 35

G

Gastrocynésine, 65
Gelsemium, 21, 33, 50, 52, 57, 58, 71, 82, 103, 105, 118, 122, 125, 128, 138, 140, 141,

152

Glonoïne, 51, 136

Graphites, 32, 40, 41, 42, 43, 46, 47, 48, 70, 157

H

Hammamelis, 30, 31, 32

Hamamelis composé, 22, 30, 80

Helonias, 78, 82

Hepar sulfur, 46, 92

Hydrastis, 64, 78

Hyoscyamus niger, 124

Hypericum perforatum, 21

I

Ignatia amara, 21, 33, 52, 65, 70, 79, 125, 139, 170

Influenzinum, 102

Ipeca, 21, 66, 71, 79, 100, 102, 116

Ipeca composé, 22, 100

Iris versicolor, 51, 52, 65, 81

J

Jamborandi, 90

Juniperus communis, 166

K

Kalium bichromicum, 21, 97

Kalium bromatum, 37, 123

Kalium carbonicum, 28, 33, 64, 67

Kalium iodatum, 25

Kalium phosphoricum, 52, 54, 55, 56, 58, 79, 82, 83, 121, 152, 153

L

L 52, 22

L 72, 22

Lac caninum, 110

Lachesis, 30-32, 38, 50, 52, 70, 76, 80, 86, 98, 119, 126, 157

Laminaria, 166

Lappa major, 35

Ledum palustre, 21, 40, 131, 134, 135

Lycopodium, 51, 52, 64, 67, 70, 99, 112-114, 119, 122, 141, 153, 163, 177

M

Magnesia carbonica, 113

Magnesia phosphorica, 21, 31, 68, 76, 80

Manganèse-cuivre-cobalt, 55

Medorrhinum, 95, 114, 115, 141

Mercurius corrosivus, 177

Mercurius solubilis, 21, 64, 92, 98, 120
Mezereum, 39, 40, 42, 47, 121
Millefolium, 132
Monilia albicans, 78
Moschus, 138
Muriaticum acidum, 26, 32

N

Natrum carbonicum, 113
Natrum muriaticum, 26, 37, 40, 41, 46, 47, 51, 52, 70, 91, 125, 126, 159, 170
Natrum sulfuricum, 43, 48, 109, 131, 159
Nitricum acidum, 32, 43
Nux vomica, 21, 25, 33, 51, 52, 57, 58, 62-67, 70, 72, 79, 81, 97, 105, 111, 114, 121, 130, 139, 146, 151-153, 157, 170

O

Opium, 70, 113
Onosmodium, 90
Orthosihon, 165
Oscillcoccinum, 102

P

Paeonia, 33
Papaye, 167
Pareira brava, 177
Pareira brava composé, 177
Passiflora composé, 22, 82, 153
Pertussinum, 100
Petroleum, 39, 41-43
Phosphoricum acidum, 52, 54, 56, 58, 152, 153
Phosphorus, 111, 121, 132, 132, 147
Phytolacca, 85, 98, 119
Pilosella, 165
Platina, 70
Plumbum, 28
Podophyllum, 21, 71, 113, 115
Pollens, 24
Poumon histamine, 24, 26
Psorinum, 41, 46
Pulsatilla, 21, 27, 30, 31, 37, 38, 51, 65, 66, 81, 84, 86, 92, 97, 118, 122, 126, 154, 156, 160, 163
Pyrogenium, 21, 133

R

Rathania, 33
Rexorubia, 22, 86
Rhus toxicodendron, 21, 33, 41, 47, 49, 103, 120, 121, 131, 133, 151, 170, 172

Ribes nigrum, 165
Ricinus, 84, 86
Rosmarinus, 165
Rumex crispus, 100
Ruta graveolens, 52, 131, 170, 172, 173

S

Sabadilla, 25, 97
Sabina, 76
Sambucus, 97, 99, 114
Sanguinaria, 38, 51
Santaherba, 101
Saponaria, 35
Sarcolaticum acidum, 170
Secale cornutum, 32
Sepia, 37, 40, 41, 47, 52, 54, 58, 70, 76-79, 82, 84, 110, 126, 147, 177
Selenium, 37, 58
Serum anticolibacillaire, 177
Serum de yersin, 102
Silicea, 31, 37, 51, 70, 94, 95, 110, 113, 141
Solidago, 55, 153, 165
Spigelia, 50
Spongia tosta, 99
Staphylococcinum, 92
Staphysagria, 40, 44, 48, 58, 82, 83, 92, 105, 122, 126, 148, 178
Sticta pulmonaria, 100
Stramonium, 123, 124
Streptococcinum, 99, 120
Sulfur, 40, 41, 46, 52, 156
Sulfur iodatum, 37
Symphoricarpus, 79
Symphytum, 109, 131, 173

T

Tabacum composé, 22
Talc au calendula, 120
Taraxacum, 55, 70, 165
Tarentula hispanica, 134
Thé vert, 167
Thuya, 95, 159
Thymuline, 94
Tuberculinum, 83

U

Urtica urens, 21, 27, 134

V

Vab, 95
Vaccinotoxinum, 47

Valeriana, 139, 152
Viola tricolor, 35, 110
Vipera, 30

Z

Zinc, 37
Zincum metallicum, 31, 56, 58, 72, 152, 153, 170

5

Index des affections

A

Acné, 36-38
- *Avant les règles*, 37
- *Rosacée*, 37, 38

Adolescence, 125, 126

Aérophagie, 64

Allaitement, 84

Allergie à la poussière, 26

Allergie au soleil, 26

Angine, 98, 99

Anxiété, 137-140
- *Et troubles du sommeil*, 139, 140

Aphtes, 64

Asthme, 101, 102

B

Baby blues, 83, 84

Bosses, 130, 131

Bouffées de chaleur, 86

Boulimie, 156-158

Bronchiolite, 115, 116

Brûlures légères, 132, 133

C

Cellulite, 158

Céphalées, 51

Coliques, 111

Colopathie, 66

Conjonctivite, 91, 92
- *Allergique*, 24
- *Au stade inflammatoire*, 91, 92
- *Avec sécrétions*, 92
- *du nouveau-né*, 110

Constipation, 69, 70, 80
- *Du nourrisson*, 113

Convalescence, 55

Coups de soleil, 135

Crampes, 31, 80

Croûtes de lait, 110

Cycles, 74-77

Cystites, 176-178
- *À répétition*, 177
- *À urines claires*, 178
- *Aiguës*, 176, 177

D

Dépression, 146-150

Diarrhée, 71
- *Du nourrisson*, 112, 113

Douleurs pelviennes, 81, 82

E

Eczéma, 38-46

Estomac gonflé, 64

F

Fatigue du post-parfum, 54, 55
Fatigue, 57
Fatigue intellectuelle, 54
Fatigue oculaire, 90, 91
Fatigue printanière, 55
Fatigue scolaire, 56, 57
Fatigue sexuelle, 57, 58
Fesses rouges, 114
Fièvre, 127-130

G

Grippe, 102-104
Grossesse, 78-86
 Deuxième trimestre, 80, 81
 Premier trimestre, 78, 79
 Troisième trimestre, 81, 84

H

Hémorroïdes, 32, 33
Herpès, 46, 47
Hoquet, 111
Hypersensibilité à la douleur, 49

I

Infections urinaires, 176-178
Insolations, 135, 136

J

Jambes lourdes, 80

L

Lendemains de fêtes, 72

M

Mains cyanosés, 31
Mains froides, 31
Mal à l'estomac, 65
Maladie cardio-vasculaire, 29
Maladies infantiles, 116-121
Mammite, 110
Mauvaise haleine, 65
Ménopause, 86-89
Micronutrition, 155
Migraine, 50
Mycoses vaginales, 77, 78

N

Nez bouché, 114

O

Orgelets, 92
Otite, 97
Otite séreuse, 98

P

Palpitations, 33

Peau sèche, 36

Perte de poids, 155

Phobies scolaires, 124, 125

Pieds cyanosés, 31

Pieds froids, 31

Piqûres d'insectes, 133-135

Plaies, 130, 131

Poussées dentaires, 115

Psoriasis, 48

R

Raynaud, syndrome de, 32

Règles, 74-77

Régurgitations, 101

Remontées acides, 81

Rhumes, 96, 97

Rhumes des foins, 24

Rougeole, 117, 118

Rubéole, 118, 119

S

Saignements du nez, 132

Scarlatine, 119, 120

Sécheresse oculaire, 91

Sommeil chez l'enfant, 121-124

  Terreurs nocturnes, 123, 124

  Troubles du sommeil, 121-123

Sophrologie, 174, 175

Spleen, 81

Stress, 55, 168

Syndrome, de raynaud, 32

T

Tabac, 104-107

Tendinites, 172, 173

Toux, 99-101

Trac, 140-145

Traumatologie du sport, 173

Troubles digestifs, 81

V

Varicelle, 120, 121

Vergetures, 81

Verrues, 48

vomissements, 66-69

Retrouvez Véronique Baumann sur Internet :
www.homeophyto.com